Que Médicos Queremos?

Que Médicos Queremos?

UMA ABORDAGEM A PARTIR DE EDMUND D. PELLEGRINO

Jorge Cruz

QUE MÉDICOS QUEREMOS?
Uma abordagem a partir de Edmund D. Pellegrino
AUTOR
Jorge Cruz
EDITOR
EDIÇÕES ALMEDINA, S.A.
Rua Fernandes Tomás, nºs 76-80
3000-167 Coimbra
Tel.: 239 851 904 · Fax: 239 851 901
www.almedina.net · editora@almedina.net
DESIGN DE CAPA
FBA.
PRÉ-IMPRESSÃO
G.C. – GRÁFICA DE COIMBRA, LDA.
Palheira Assafarge, 3001-453 Coimbra
producao@graficadecoimbra.pt
IMPRESSÃO
DPS – DIGITAL PRINTING SERVICES, LDA.
Julho, 2012
DEPÓSITO LEGAL
346691/12

Apesar do cuidado e rigor colocados na elaboração da presente obra, devem os diplomas legais dela constantes ser sempre objecto de confirmação com as publicações oficiais.
Toda a reprodução desta obra, por fotocópia ou outro qualquer processo, sem prévia autorização escrita do Editor, é ilícita e passível de procedimento judicial contra o infractor.

BIBLIOTECA NACIONAL DE PORTUGAL – CATALOGAÇÃO NA PUBLICAÇÃO
CRUZ, Jorge
Que médicos queremos? uma abordagem a partir de Edmund D. Pellegrino
ISBN 978-972-40-4907-6
CDU 614
       174
       378

PREFÁCIO

Que Médicos (nós) queremos?

É uma pergunta legítima?

Não sei.

Mas penso que é uma pergunta necessária e à qual é preciso que alguém responda.

1. A minha indecisão quanto à legitimidade da pergunta decorre de eu não saber quem está a formulá-la.

Quem é o sujeito, plural, do queremos?

Deve ser "nós", como indico entre parêntesis.

Mas quem são os "nós", os que querem?

Dir-me-ão: são os cidadãos deste País que, um dia, irão precisar de cuidados de saúde prestados por médicos.

Questiono assim:

Ou são os responsáveis políticos, no Governo e/ou no Parlamento?

Ou ainda: são as Instituições onde os médicos são formados.

Ou, certamente, o Ministro da Saúde que emprega os médicos no Serviço Nacional de Saúde, geral e universal.

E a Ordem dos Médicos, que legitima o exercício profissional, também se enfileira no "nós" , também tem um certo querer.

Então a pergunta, sem a identificação do sujeito que interroga, não sei se é legítima. Mas se for formulada com um sujeito identificado já é legítima.

Será, então, assim:

Que médicos querem os cidadãos, ou o Governo, ou os legisladores, ou as Escolas de Medicina, ou o Serviço Nacional de Saúde, ou a Ordem profissional?

Porque todos estes sujeitos têm legitimidade para fazerem a pergunta e para lhe responderem; cada um segundo a sua natureza específica e o seu poder de intervenção social.

2. A resposta mais difícil será, contudo, a dos Cidadãos porque são uma entidade virtual, que não apresenta uma natureza verdadeiramente específica nem constitui um poder formal de intervenção social.

Vejo este livro de Jorge Cruz – e, aqui, começa, afinal, o Prefácio – como um esforço do seu Autor para ajudar os Cidadãos a pensarem na resposta à questão sobre qual o tipo de Médico que querem ter à sua volta quando a doença lhes bater à porta.

Jorge Cruz não se apresenta sozinho a realizar esta tarefa de ajudar os Cidadãos a construírem, cada um na sua cultura e na sua inteligência, o tipo de médicos que realmente querem que exista e ao qual possam, um dia, recorrer. Escolheu um bom companheiro de jornada na pessoa do grande Internista americano, Edmund Daniel Pellegrino, cuja obra científica, profissional e humanista estudou e discutiu com invulgar sagacidade noutra obra.

Jorge Cruz reconhece, a abrir a sua exposição, que sempre houve uma reflexão filosófica sobre a natureza da medicina como relação privilegiada entre duas pessoas. Sendo um diálogo interpessoal, a prática de acolher e ajudar o outro tem de ocorrer, sempre, em contexto ético. Não é um mero exercício profissional apenas técnico; é técnico, mas é, necessariamente, ético. E esta é, para Jorge Cruz, a marca indelével da medicina, que, por isso, coloca ao médico responsabilidades particulares que ele terá de saber assumir.

E assumir estas responsabilidades é, para Jorge Cruz, comportar-se como um ser humano virtuoso.

Reconhece, contudo, que não é fácil elencar as virtudes que o médico deve possuir como estruturantes da sua atividade profissional. Até porque há um hiato entre virtudes pessoais e comportamento virtuoso.

PREFÁCIO

Apoiado em Pellegrino, desenvolve o conteúdo das oito virtudes mais substantivas do médico como profissional. O capítulo V, onde é apresentado este tema é, a meu ver, uma espécie de código ético ao qual os leitores médicos terão o maior benefício em recorrer quando tenham de decidir em situações mais delicadas.

E onde os Cidadãos encontrarão o fundamento para responderem à questão inicial: que médicos querem eles, cidadãos, para serem seus cuidadores quando se sentirem doentes?

A resposta está neste livro: querem os que forem portadores das oito virtudes cardeais e as usem quando decidem sobre a pessoa doente que se entrega aos seus cuidados.

3. Jorge Cruz trata, ainda, de um aspeto, complementar mas importante, como é o do ensino das virtudes nas Escolas de Medicina. Salienta as dificuldades que este ensino defronta porque, a seu ver, e bem, o melhor ensino das virtudes é o da experiência de observar comportamentos virtuosos por parte dos profissionais em ação. Mas não é pessimista quanto à possibilidade de formalizar este ensino no quadro de um ensino das humanidades.

O tema das humanidades, que comenta na parte final deste seu livro, é pretexto para forragear em Pellegrino e colher ensinamentos que transmite com assinalável clareza. Sem esquecer que, no novo ensino médico praticado na Universidade do Minho, as humanidades têm já expressão curricular, por inspiração do saudoso Professor Joaquim Pinto Machado.

Em síntese, digo que este livro de Jorge Cruz aborda um tema da maior atualidade, como é o da formação do médico para a modernidade, e o seu conteúdo não interessa apenas aos profissionais de saúde mas a quantos, e somos todos, os que virão um dia a recorrer aos médicos como cuidadores da doença e promotores da saúde.

DANIEL SERRÃO

AGRADECIMENTOS

Aos meus pais e à minha mulher, pelo apoio incondicional que sempre me deram para a concretização deste trabalho.

Aos Professores Doutores Ana Paula Coutinho e Silveira de Brito, pela revisão minuciosa deste ensaio, corrigindo algumas imprecisões linguísticas e conceptuais.

Ao Professor Doutor Daniel Serrão, pela amável e preciosa orientação ao longo do meu percurso académico, mas acima de tudo pelo seu exemplo de uma vida temperada pelas virtudes enunciadas nesta obra.

SIGLAS

HP   – PELLEGRINO, E. D. (1979). *Humanism and the Physician*. Knoxville: University of Tennessee Press.

PBM – PELLEGRINO, E. D.; THOMASMA, D. C. (1981). *A Philosophical Basis of Medical Practice: Toward a Philosophy and Ethic of the Healing Professions*. New York: Oxford University Press.

BHC – PELLEGRINO, E. D.; THOMASMA, D. C. (1988). *For the Patient's Good. Toward the Restoration of Beneficence in Health Care*. New York: Oxford University Press.

VM   – PELLEGRINO, E. D.; THOMASMA, D. C. (1993). *The Virtues in Medical Practice*. New York: Oxford University Press.

INTRODUÇÃO

Iniciei a minha formação em medicina há mais de 25 anos no Instituto de Ciências Biomédicas de Abel Salazar da Universidade do Porto (1986-1992). O ensino que recebi foi de elevada qualidade do ponto de vista técnico e científico e na transmissão de competências para um bom desempenho profissional. Contudo, considero que foi deficitário na formação ética e humana, na medida em que o modelo pedagógico se baseava no paradigma científico, à semelhança das outras escolas médicas nacionais. O ensino da ética era relegado para as cadeiras de História da Medicina e Deontologia Médica e consistia essencialmente na explicitação de códigos de ética médica profissional, com destaque para o Juramento Hipocrático e para o Código Deontológico da Ordem dos Médicos.

Em 1995 comecei a formação na especialidade de Angiologia e Cirurgia Vascular noutra instituição (Hospital de S. João). Também aqui me deparei com o mesmo modelo pedagógico positivista – bom em termos de instrução tecnocientífica, mas deficitário na formação humana e na transmissão de valores morais. Era dada prioridade à competência técnica e à componente física, corporal da pessoa doente, o que é particularmente notório nas especialidades cirúrgicas.

Durante a minha experiência profissional de quase duas décadas deparei-me com inúmeras situações em que, apesar da eficácia e qualidade dos serviços médicos prestados, as vertentes psíquica, social e espiritual do doente não foram tidas em conta. Além disso, foi ainda mais perturbador constatar que alguns bons profissionais, em termos de competência técnica, revelavam grande imaturidade em lidar com os sentimentos, preocupações e expectativas dos doentes. Outros (felizmente em menor número) revelavam no seu relacionamento com os colegas, com outros profissionais e com os pacientes atitudes pouco dignas, em que faltavam claramente virtudes como a integridade, a honestidade e a compaixão. Encontrei alguns médicos burocratas, apenas interessados em trabalharem dentro dos limites da lei, cumpridores zelosos do seu horário de trabalho (sobretudo em relação à hora de saída...) e alguns médicos mercenários, que caíram na tentação do lucro e que encaravam a medicina como um negócio.

É claro que este modelo de ensino médico pré e pós-graduado e de relação médico-paciente não me satisfazia, o que me levou a frequentar o primeiro curso nacional de mestrado em Bioética e Ética Médica na Faculdade de Medicina da Universidade do Porto (1998-2003) e, mais recentemente, o primeiro programa de doutoramento em Bioética na Universidade Católica Portuguesa (2008-2011). Ao longo desse período de formação pós-graduada, encontrei nas publicações de Edmund Pellegrino, um dos pioneiros da bioética e dos maiores vultos desta transdisciplina, uma inesgotável fonte de ensino e inspiração. Durante a frequência do programa de doutoramento, tive a oportunidade de ler as principais obras de Pellegrino, pois verifiquei que os temas que mais me interessavam no campo da bioética, particularmente a relação médico-paciente, a ética das virtudes, a relação da medicina com as humanidades e o ensino médico pré-graduado, foram todos, sem exceção, abordados em profundidade por este autor. A escolha de Edmund Pellegrino para o trabalho que elaborei para o módulo "Leituras em Bioética", em que se requer uma análise crítica e aprofundada do pensamento de um autor que tenha dado um contributo decisivo e relevante para a bioética, foi o resultado natural do meu crescente entusiasmo pelas suas ideias e propostas, e constituiu o ponto de partida para a tese de doutoramento "Análise Crítica do Pensamento Bioético de Edmund D. Pellegrino", que serviu de base à elaboração deste livro.

O seu estilo claro e preciso, a riqueza e originalidade da sua argumentação, bem como a procura constante em fundamentar solidamente o seu pensamento, recorrendo às obras de filósofos clássicos e contemporâneos, fazem de Edmund Pellegrino uma referência incontornável para todos os que se dedicam à bioética e áreas afins, conforme salienta Tristram Engelhardt Jr. (2008), também ele um dos bioeticistas mais fecundos.

Pellegrino teve um papel determinante na definição e desenvolvimento de uma filosofia da medicina, na apresentação de uma teoria ética das virtudes na prática clínica, e na promoção do ensino das humanidades nas escolas médicas e de ciências da saúde. Porém, surpreendentemente, a sua obra é ainda pouco conhecida nos países ibéricos, em certa medida devido à hegemonia do modelo principialista de Beauchamp e Childress. Parece-me, pois, pertinente e necessário dar a conhecer o magistério de Edmund Pellegrino tendo em vista a formação de melhores médicos, com elevada competência técnica e científica, mas também humanista e ética.

Capítulo I
Edmund D. Pellegrino – Apontamento biográfico

> *«Bioethics and the medical humanities, especially their emergence in the latter part of the twentieth century, cannot be understood apart from Edmund D. Pellegrino. He shaped the character of these fields.»*

H. TRISTRAM ENGELHARDT JR. (2008)

Edmund Daniel Pellegrino nasceu em 1920 em Newark, no estado norte-americano de New Jersey. A sua formação superior realizou-se inicialmente num colégio jesuíta, depois na St. John's University, em Nova Iorque, onde terminou o bacharelato em química em 1941, e finalmente no New York University College of Medicine, onde concluiu, em 1944, a licenciatura em medicina. Durante o internato complementar, na especialidade de Medicina Interna, estagiou em vários Hospitais nova-iorquinos, principalmente no Bellevue e no Goldwater Memorial. Após o internato, dedicou-se nos primeiros anos da sua carreira à investigação em fisiologia e patologia renal, tendo publicado mais de 50 trabalhos científicos nesta área.

De 1953 a 1959, foi Diretor do Departamento de Medicina Interna do Hunterdon Medical Center, em New Jersey, e Professor Assistente de Medicina Clínica na Universidade de Nova Iorque. Entre 1959 e

QUE MÉDICOS QUEREMOS?

1966, foi Diretor do Departamento de Medicina da Universidade de Kentucky, sendo o regente da cadeira de Medicina Interna dessa instituição. De 1966 a 1973, foi Diretor da Faculdade de Medicina da Universidade Estatal de Nova Iorque, e Diretor do Centro de Ciências da Saúde e Professor de Medicina Interna da mesma Universidade. Entre os anos 1973 e 1975, foi o regente de Medicina Interna e Humanidades Médicas do Centro de Ciências da Saúde da Universidade de Tennessee. De 1975 a 1978, foi Presidente do Centro Médico de Yale-New Haven e Professor de Medicina Interna da Universidade de Yale, em New Haven, no estado de Connecticut. Entre 1978 e 1982, foi Presidente da Universidade Católica da América, sedeada em Washington D.C., onde lecionou Filosofia e Biologia, acumulando as funções de Professor de Medicina Clínica e Medicina Comunitária na Faculdade de Medicina da Universidade de Georgetown, também em Washington [D.C.], no distrito de Columbia, na costa leste dos Estados Unidos.

Desde 1983 e até 1989, na mesma Universidade, foi o Diretor do famoso Kennedy Institute of Ethics, após o falecimento de André Hellegers, fundador e primeiro Diretor desta Instituição, inicialmente denominada Joseph and Rose Kennedy Center for the Study of Human Reproduction and Bioethics. Hellegers foi um dos pais do neologismo *bioética*, reconhecendo a necessidade de uma nova disciplina de reflexão filosófica dirigida ao campo da saúde e ciências biomédicas (Reich, 1994). Edmund Pellegrino esteve também, nas décadas de setenta e oitenta do século passado, diretamente envolvido na Administração da Society for Health and Human Values. Esta Associação, juntamente com o Hastings Center (de início com o nome de Institute of Society, Ethics and the Life Sciences) e o Kennedy Institute, teve também um papel significativo no desenvolvimento e afirmação da bioética como uma nova área do saber. A Society for Health and Human Values (que posteriormente fundou o Institute on Human Values in Medicine) promoveu a reflexão ética acerca de vários temas na área da saúde e também sobre a relevância das humanidades e dos valores, fazendo jus ao seu nome. Conseguiu cativar ao longo dos anos a participação de várias personalidades dedicadas ao ensino da Ética em faculdades de medicina norte-americanas (Pellegrino, 1999b).

Entre 1982 e 2000, Edmund Pellegrino foi Professor de Medicina e Ética Médica do Centro de Bioética Clínica da Universidade de Georgetown. Esta conceituada universidade privada foi fundada pelo bispo de Baltimore John Carroll em 1789, tendo a Faculdade de Medicina recebido os primeiros alunos em 1851. De 1989 a 1994, Pellegrino foi o Diretor do Center for the Advanced Study of Ethics da mesma Universidade. Em 1993 e 1994, foi também o Diretor e regente da cadeira de Medicina Interna do Centro Médico da Universidade de Georgetown, em Washington, D.C. Em 1991, fundou o Centro de Bioética Clínica, que pretende ser um Departamento de excelência do Centro Médico desta Universidade, complementando as atividades de outras instituições dedicadas à Ética da Universidade de Georgetown, nomeadamente o Kennedy Institute of Ethics, o Departmento de Filosofia e a Faculdade de Direito. Durante seis anos foi o primeiro Diretor deste Centro de Bioética Clínica. De 1996 a 2000, foi Professor de Medicina e Ética Médica da Universidade de Georgetown, sendo desde 2000 Professor Emérito destas disciplinas nesta Universidade.

O Professor Pellegrino é membro da Academia Pontifícia para a Vida desde a sua instituição em 1994 pelo Papa João Paulo II, sendo desde 2000 membro emérito desta respeitada assembleia. Em 2004, foi convidado a integrar o Comité Internacional de Bioética da UNESCO (United Nations Education, Scientific and Cultural Organization). Esta entidade, criada em 1993, pretende contribuir para a discussão dos aspetos éticos e jurídicos relacionados com as ciências da vida a nível mundial. Edmund Pellegrino integrou o comité responsável pela redação da Declaração Universal sobre Bioética e Direitos Humanos, adotada por aclamação em 19 de Outubro de 2005, na 33.ª Sessão da Conferência Geral da UNESCO.

De Outubro de 2005 até Junho de 2009, presidiu ao prestigiado President's Council on Bioethics, por nomeação do presidente dos Estados Unidos. Este Conselho, criado em 2001, tem por missão aconselhar a presidência norte-americana sobre temas de bioética que possam surgir em consequência dos avanços na biomedicina e tecnologia aplicada às ciências da vida. É de salientar que a escolha de Pellegrino para presidir a esta entidade foi uma das poucas nomeações presidenciais que obteve amplo apoio e consenso de todos os quadrantes políticos.

Segundo Richard Zaner (2005), Professor Emérito de Ética Médica da Universidade de Vanderbilt,

> A nomeação de Edmund Pellegrino como Presidente do President's Council on Bioethics merece apoio de todos os quadrantes da bioética norte-americana. Edmund é um líder hábil e de confiança. Tem muitas virtudes e poucos vícios. Não é arrogante (é na verdade bastante discreto) e dedica-se totalmente às missões que lhe são confiadas. Ninguém na bioética contemporânea igualou a sua contribuição para esta área nos últimos 40 anos, e poucos, se houver alguém, tiveram um papel tão importante no estabelecimento e manutenção de uma cultura de respeito mútuo e confiança [...] O valor mais elevado da vida académica que Edmund cultiva é a importância do argumento em defesa de uma posição, e pode-se ter a certeza que ele vai insistir nesse ponto.

Sob a sua Direção neste Conselho, foram concluídos e apresentados os seguintes documentos: *Human Dignity and Bioethics: Essays Commissioned by the President's Council on Bioethics* (Março de 2008); *The Changing Moral Focus of Newborn Screening: An Ethical Analysis by the President's Council on Bioethics* (Dezembro de 2008); e *Controversies in the Determination of Death: A White Paper by the President's Council on Bioethics* (Dezembro de 2008).

Edmund Pellegrino é autor, co-autor ou editor de 24 livros, o mais recente dos quais tem por título *Human Dignity and Bioethics*, co-editado com Thomas W. Merrill e Adam Schulman e publicado pela University of Notre Dame Press em 2009. Trata-se da antologia de ensaios sobre este tema elaborada no âmbito do President's Council on Bioethics.

As suas obras mais conhecidas e com maior influência no campo da bioética são: *Humanism and the Physician* (University of Tennessee Press, 1979), *A Philosophical Basis of Medical Practice* (Oxford University Press, 1981), *For the Patient's Good: Toward the Restoration of Beneficence in Health Care* (Oxford University Press, 1988), *The Virtues in Medical Practice* (Oxford University Press, 1993), *The Christian Virtues in Medical Practice* (Georgetown University Press, 1996) e *Helping and Healing: Religious Commitment in Health Care* (Georgetown University Press, 1997). Com exceção do primeiro, os outros cinco livros foram escritos em co-autoria com o filósofo dominicano David C. Thomasma, que durante vinte e cinco anos foi o seu principal colaborador.[1]

Além de ser autor de mais de 600 artigos em revistas científicas, muitos deles no domínio da bioética e ética médica, Edmund D. Pellegrino é também, com H. Tristram Engelhardt Jr., co-fundador do *Journal of Medicine and Philosophy*. Esta revista, cujo primeiro número foi editado em 1976 pela Society for Health and Human Values, pretende estimular a reflexão filosófica e bioética sobre a medicina e o âmbito da saúde em geral. Pellegrino integra o conselho editorial ou científico de diversas publicações de renome, entre as quais a *Encyclopedia of Bioethics*, uma obra de referência para esta disciplina.

Edmund Pellegrino é um escritor exímio, que exprime os seus pensamentos de uma forma fluente, elegante e articulada. Recebeu o prémio do melhor artigo do ano da revista *Linacre Quaterly*, em 1990 e 1994. Alguns dos artigos que escreveu encontram-se entre os mais citados de várias revistas científicas, o que revela o enorme alcance e influência do seu pensamento.

A sua extensa obra é uma referência incontornável para todos os que se dedicam ou pretendem realizar investigação académica nas seguintes áreas: filosofia da medicina, história da medicina, ética das virtudes, relação médico-paciente, humanidades na medicina e educação médica. Deu sempre grande importância à justificação e fundamentação das suas teses e argumentos, bem como à aplicação prática das suas ideias.

Numa entrevista à revista *Physician* (1998a), explica como surgiu o seu interesse pela ética médica:

---

[1] Ainda que seja difícil dissociar o pensamento de Edmund Pellegrino do de David Thomasma, nos livros e artigos que escreveram em conjunto, parece-nos que o nosso autor terá tido o principal papel, pois são inúmeras as publicações que Pellegrino assina, como único autor, que posteriormente integram quase *ipsis verbis* algumas das obras escritas a duas mãos com Thomasma; o facto de o seu nome aparecer sempre, como primeiro autor, nas publicações de ambos, não nos parece mera cortesia de Thomasma, mas o reconhecimento da preeminência de Pellegrino nas ideias e projetos desenvolvidos em conjunto; e finalmente o reconhecimento académico e profissional de Edmund Pellegrino, comprovado pelos inúmeros prémios, distinções e doutoramentos *honoris causa* que recebeu, muito antes da morte prematura de Thomasma em 2002.

QUE MÉDICOS QUEREMOS?

Foi um desenvolvimento natural, especialmente pela formação que recebi. Fui para a St. John's University e terminei um bacharelato em química. Na época era obrigatório todos os alunos [desta instituição católica] estudarem filosofia durante quatro anos e teologia outros quatro [...] Quando me tornei professor de medicina com trinta e tal anos, comecei a ensinar ética médica que, afinal, é um ramo da filosofia e da teologia.

O Professor Pellegrino (idem) enumera então os três principais motivos que o levaram a dedicar-se à ética dos cuidados de saúde:

1. Interesse intelectual. Quando se tem interesse pela filosofia, procura-se refletir sobre as experiências humanas. A experiência ética é uma das mais decisivas e fundamentais.
2. O exercício da medicina é, na sua essência, um empreendimento moral. Cada encontro com um paciente é uma experiência ética, especialmente quando estamos perante uma doença grave, porque estamos claramente a lidar com questões morais. Um bom médico tem de tomar uma decisão que seja ao mesmo tempo tecnicamente correta, mas também eticamente correta [...]
3. Outra razão por que me interessei pela ética deveu-se ao aparecimento de novas questões resultantes dos progressos da tecnologia médica. Em 1960, quando comecei a ensinar ética médica, começaram a surgir os primeiros debates sobre a transplantação de órgãos, a engenharia genética, a eutanásia, o suicídio assistido e o aborto, tudo situações que são agora realidade.

Edmund Pellegrino tem recebido ao longo dos anos inúmeras distinções académicas. É membro Honorário ou *Fellow* de cerca de vinte sociedades científicas ou profissionais. É titular do grau de Mestre do American College of Physicians, o título honorífico mais elevado atribuído por esta instituição secular, responsável pela publicação bimensal do *Annals of Internal Medicine*, uma das revistas médicas mais citadas do mundo. Foi-lhe também concedido o título de *Fellow* pela American Association for the Advancement of Science, a maior e uma das mais prestigiadas sociedades científicas internacionais, que publica semanalmente a revista *Science*. Esta distinção é facultada aos seus membros que tenham contribuído de modo notório e significativo para o progresso da ciência.

Outras distinções relevantes com que o Professor Pellegrino foi distinguido incluem o *Benjamin Rush Award* (pela American Medical Association), o *Abraham Flexner Award* (pela Association of American Medical Colleges), o *Laetare Award* (pela University of Notre Dame), o *Beecher Award for Life Achievement in Bioethics* (pelo Hastings Center) e o *Lifetime Achievement Award* (pela American Society for Bioethics and Humanities).

Foram-lhe atribuídos, até ao momento, 52 doutoramentos *honoris causa*, o mais recente dos quais concedido pelo Davidson College, na Carolina do Norte. Parece-nos pertinente citar os últimos parágrafos da alocução de elogio proferida nesta cerimónia, que revelam as razões desta justa homenagem:

> [...] Porque tem promovido um amplo e fecundo debate sobre algumas das questões mais prementes da atualidade, e
>
> Porque tem sempre encorajado esse debate numa atitude de civilidade, de diálogo e de respeito para com as diferentes opiniões, e
>
> Porque tem inspirado dezenas de universidades e instituições académicas, incluindo esta, para incutir nos alunos a compreensão da interligação entre as ciências e as humanidades, a medicina e a filosofia, e
>
> Porque tem partilhado a sua perspetiva, conhecimentos e sabedoria com estudantes, docentes, antigos alunos e amigos do Davidson College durante mais de três décadas.

No decurso da sua longa carreira académica, Edmund Pellegrino tem sido um exemplo e referência para várias gerações de estudantes de medicina, salientando o valor da honestidade intelectual e da centralidade do estabelecimento de uma relação de confiança entre o médico e o doente no exercício da profissão. Muitos dos seus antigos alunos e colaboradores, de várias universidades de diferentes estados norte-americanos, contribuíram com textos para o livro *The Health Care Professional as Friend and Healer: Building on the Work of Edmund D. Pellegrino*, editado por David Thomasma e Judith Lee Kissell em 2000. No ensaio que escreveu para esta publicação, Courtney Campbell (2000:

208) considera Pellegrino «uma voz profética para a profissão médica, procurando chamar a comunidade de volta aos compromissos morais fundamentais da sua vocação».

Do seu extenso *curriculum*, relevamos a sua experiência profissional e humana como médico, investigador, docente, escritor, académico e bioeticista. Curiosamente, não possui nenhum grau académico em filosofia, mas demonstra conhecer em profundidade o discurso filosófico, não escondendo a sua simpatia pelo pensamento aristotélico-tomista (Pellegrino, 2003). Na sua análise filosófica da medicina e da relação médico-paciente, recorreu ao método fenomenológico desenvolvido pelo filósofo alemão Edmund Husserl (1859-1938). Pellegrino (2008a) reconhece não ser um filósofo profissional, mas «um médico muito dedicado à filosofia», salientando que toda a sua atividade plurifacetada tem como base a sua vocação de médico.

Apesar da avançada idade do Professor Pellegrino, o seu inusitado vigor, físico e intelectual, permite-lhe continuar a escrever e a proferir conferências magistrais sobre diversos assuntos da bioética e ética médica. Numa entrevista recente, por ocasião do seu 90º aniversário, revela que tenciona escrever mais dois ou três livros (Giordano, 2010).

Concluímos esta resenha biográfica sobre Edmund Pellegrino com o testemunho que David Thomasma (1997) escreveu a seu respeito:

> Este breve esquiço biográfico apenas aborda a superfície do homem. Para além dos seus dons de liderança, da elevada estima que todos lhe têm, da sua pujante vida familiar (o Dr. Pellegrino e sua esposa Clem têm 7 filhos), Edmund D. Pellegrino nunca deixou que essas conquistas se interpusessem no caminho da sua disponibilidade e cordialidade. Ele faz com que todos com quem se encontra se sintam valorizados pelas suas ideias e empenho. Mesmo quando critica outras opiniões, é rápido em assegurar que não tem nada contra as pessoas que as defendem. Todos aqueles que conhecem pessoalmente Edmund Pellegrino consideram-no um amigo. A sua maior realização é ser uma pessoa excecional.[2]

---

[2] O *Curriculum Vitae* completo do Professor Edmund Pellegrino encontra-se disponível *online* em <http://kennedyinstitute.georgetown.edu/ourpeople/pellegrino.cfm>.

Capítulo II
O conceito de filosofia da medicina

«Dans la santé il y a de la liberté. La santé est la première de tous les libertés.»

HENRI FRÉDÉRIC AMIEL (1821-1881)

Um dos propósitos de Pellegrino, expresso nas suas obras, foi desenvolver uma filosofia da medicina que servisse de base e fundamento da ética médica. Afirma que o ponto de partida ontológico para a construção desta disciplina é a relaçao assistencial médico-paciente, pois considera que este encontro entre um ser humano vulnerável e em sofrimento devido à doença, e o clínico, cujos conhecimentos e competências lhe permitem aliviar esse sofrimento e procurar o restabelecimento da saúde do paciente, constitui a razão de ser fundamental do ato médico (PBM: 64). Sugere ainda a possibilidade de se poderem vir a reconhecer disciplinas filosóficas relativas a outras profissões da saúde (Pellegrino, 2001a).

Segundo este autor (1998b), a filosofia da medicina procura compreender a natureza e fenomenologia da relação assistencial entre uma pessoa que necessita de ajuda, devido a um problema de saúde (o paciente), e outra pessoa que faculta essa ajuda e é designada pela sociedade para esse serviço (o médico). Também para Daniel Serrão (1995), «a medicina é uma antiquíssima atividade humana que, no que lhe é essencial, não muda nunca; e o essencial é: um ser humano inquieto ou perturbado procura outro ser humano e pede-lhe ajuda».

Uma outra finalidade da filosofia da medicina é refletir acerca da natureza da própria medicina como atividade humana, ou seja, compreender o que a medicina é, o que deve ser, e o que a distingue de outras áreas do saber humano e da própria filosofia. Na definição de Pellegrino, esta nova disciplina filosófica consiste na reflexão crítica, sistemática e estruturada sobre a medicina, i.e. sobre os seus conteúdos, métodos, conceitos e pressupostos, e a sua singularidade no conjunto das ciências e das humanidades. Trata-se de uma reflexão de natureza ontológica, sobre a razão de ser da medicina, e de natureza ética, sobre o seu "dever ser", não sendo deste modo meramente teórica e especulativa, mas tendo um componente normativo e uma aplicação prática. Tal missão só poderá ser concretizada com recurso ao raciocínio filosófico e não através dos instrumentos de que a medicina se serve enquanto ciência, como a observação clínica ou o método científico. O método que o nosso autor utiliza para este desiderato provém da fenomenologia e do empirismo, que designa de ontologia prática (PBM: 3-4). Na sua opinião, sem uma compreensão clara acerca da natureza da medicina e sem uma clarificação precisa do seu propósito e finalidade, a ética médica torna-se mais facilmente permeável à influência de agentes políticos, económicos ou sociais (Pellegrino, 2008a).

Em resposta às críticas que acusam esta filosofia da medicina, desenvolvida principalmente no livro *A Philosophical Basis of Medical Practice*, de se concentrar demasiado na pessoa doente, esquecendo outros aspetos igualmente importantes, como os relacionados com saúde pública ou prevenção da doença, Pellegrino (2003: 10) esclarece: «o nosso objetivo foi desenvolver gradualmente um paradigma, uma filosofia da medicina que pudesse por analogia ser aplicada à medicina comunitária, à medicina preventiva e às relações terapêuticas que também caracterizam outras profissões da saúde». Explica ainda que, embora utilize a medicina e em particular a relação médico-paciente como paradigma desta reflexão, o que designa de medicina clínica aplica-se igualmente a outras áreas da saúde como a enfermagem, a medicina dentária, a psicologia e outras afins (PBM: 5). Por outro lado, considera que outras disciplinas ou especialidades não clínicas, como por exemplo, a anatomia ou a fisiologia, têm por objetivo a aquisição de conhecimentos que se tornarão parte integrante da medicina clínica quando forem aplicados para ajudar ao restabelecimento da saúde de um ser humano concreto (Pellegrino & Thomasma, 2004). Daniel Serrão recorda que, na sua atividade profissional como anatomopatologista, «mesmo a dissecar um corpo ou a estudar uma parte desse corpo retirada por um cirurgião, nunca me conseguia abstrair da pessoa que, em vida, usara aquele corpo ou da pessoa a quem a "peça" fora tirada e que estava a sofrer na Enfermaria» (Pereira, 2011: 87).

Ao longo dos séculos e em todas as eras da história, sempre houve quem se dedicasse a refletir sobre os problemas universais da humanidade, como a vida, a doença, o sofrimento e a morte, bem como sobre algumas questões de ética médica. Não só houve filósofos interessados em compreender estas dimensões universais da vida humana, na sua relação com a medicina, como houve médicos que também as procuraram conhecer melhor, assim como a natureza da arte que praticavam (Pellegrino, 1998b). Scribonius Largus, médico do imperador romano Cláudio, no primeiro século d. C., foi o precursor de uma filosofia moral sobre a medicina. Introduz pela primeira vez o termo profissão (*professio*), para designar o compromisso público do médico para com o doente, que inclui a obrigação solene (*sacramentum*) de cuidar, de demonstrar compaixão (*misericordia*) e humanidade (*humanitas*) (PBM: 196).[3] No entanto, na opinião de Pellegrino (1998b), tais reflexões não podem ser consideradas como sendo uma disciplina autónoma, uma vez que não representam uma análise sistemática, coerente e organizada.

Segundo o nosso autor, a reflexão filosófica mais séria e sustentada sobre a medicina e a ética dos cuidados de saúde, por parte de filósofos conceituados, é bastante recente. Só a partir dos anos setenta do

---

[3] O conceito de profissão provém do termo latino *profiteri*, que significa declarar em voz alta, assumir um compromisso público. Desde o século XVI, envolve a declaração pública de que se possui um conjunto de competências, colocadas ao serviço dos outros, como acontece na medicina ou no direito. Porém, a partir do século XIX, esta noção de profissão alterou-se, passando a significar qualquer ofício ou emprego (HP: 224).

século passado, o que corresponde ao período de nascimento formal da bioética, é que vários filósofos começaram a refletir em profundidade sobre os fundamentos da ética médica tradicional a partir da cosmovisão que consideravam mais adequada.[4] Os adeptos de uma ética deontológica kantiana enfatizaram a autonomia individual do paciente, os seguidores do utilitarismo de Bentham e Mill valorizaram o princípio da utilidade, e os simpatizantes de William D. Ross adotaram os princípios *prima facie* (Pellegrino, 2003b).

Para além do interesse comum de vários médicos, filósofos e teólogos, na análise e reflexão filosófica sobre a medicina, o nosso autor (PBM: xi) elenca dois motivos que contribuíram para o atual entusiasmo por esta nova disciplina filosófica. Por um lado, o advento da bioética, que suscitou a procura de uma fundamentação teórica para as decisões cada vez mais complexas da atividade clínica quotidiana, em grande medida resultantes dos progressos técnico-científicos. Assistiu-se então ao desenvolvimento de diversos modelos teóricos-práticos que orientassem a atividade médica e das ciências da vida, dos quais o principialista tem sido o dominante.[5] Por outro lado, o retorno às diversas correntes filosóficas como o existencialismo, a hermenêutica, a fenomenologia e o pós-modernismo, na busca de uma fundamentação para a bioética. No entanto, defende que a filosofia da medicina deve seguir o seu próprio caminho, desenvolvido a partir da prática clínica e não de modelos filosóficos pré-existentes (Pellegrino, 1997).

No que se refere aos profissionais responsáveis pela reflexão filosófica sobre a medicina, Pellegrino (1998b) considera que os médicos e os filósofos serão os principais protagonistas, ainda que os primeiros possam não ter o distanciamento emocional e intelectual necessários para esta tarefa. De qualquer forma, salienta que, seja quem for que

---

[4] Além de filósofos, participaram nesta reflexão pioneira vários teólogos, com destaque para JOSEPH FLETCHER (1905-1991), PAUL RAMSEY (1913-1988) e RICHARD MCCORMICK, S.J. (1922-2000).

[5] TOM BEAUCHAMP e JAMES CHILDRESS apresentaram o modelo principialista (1979), TRISTRAM ENGELHARDT um modelo libertário (1986), ALBERT JONSEN e STEPHEN TOULMIN um modelo casuísta (1988) e PELLEGRINO e THOMASMA o modelo das virtudes (1988).

se dedique à filosofia da medicina, deve respeitar simultaneamente a fenomenologia da medicina e os critérios do raciocínio filosófico.

Pellegrino estranha que tanto a *Encyclopedia of Philosophy* (MacMillan Publishing Company, 1967) como o *Cambridge Dictionary of Philosophy* (Cambridge University Press, 1995), duas obras de referência, apresentem definições para a filosofia da biologia, da ciência, do direito, da economia, da educação, da literatura, da lógica, da matemática, da mente, da psicologia e da religião, mas não façam qualquer referência à filosofia da medicina. Uma das causas possíveis deste fenómeno poderá residir no extraordinário sucesso da medicina moderna resultante dos progressos da ciência médica que, na sua opinião, promove um viés positivista nas publicações médicas e científicas, bem como na falta de formação adequada dos médicos em filosofia, e dos filósofos nas peculiaridades da medicina clínica (PBM: ix). Certamente por influência do trabalho desenvolvido por Edmund Pellegrino e Tristram Engelhardt Jr., com destaque para a edição de vários números por ano do conceituado *Journal of Medicine and Philosophy,* que ambos iniciaram em 1976, a atual edição da *Enciclopédia de Bioética* dedica cinco páginas à temática da filosofia da medicina, o que, em nossa opinião, representa o reconhecimento académico e epistemológico desta área do conhecimento e da sua importância para a bioética contemporânea.

Segundo José Alberto Mainetti (2008), um dos pioneiros da bioética latino-americana, podemos identificar três períodos principais na história da filosofia da medicina no século XX. Um período inicial epistemológico, entre 1900 e 1930, um período antropológico, entre 1930 e 1960, e finalmente um período bioético, contemporâneo, que teve início em 1970. O bioeticista norte-americano Arthur Caplan (1992), pelo contrário, rejeita a existência de uma disciplina independente denominada "filosofia da medicina", por considerar não haver ainda uma definição consensual deste campo do conhecimento, bem como por defender que os problemas-chave que aborda poderem ser incluídos no âmbito da filosofia da ciência, já reconhecida e consagrada academicamente.[6] Pellegrino discorda desta argumentação e distingue entre "filosofia da

---

[6] Contudo, a própria filosofia da ciência só foi reconhecida como disciplina autónoma no século XX (HUMPHREYS, 2004).

medicina" (*philosophy of medicine*), "filosofia na medicina" (*philosophy in medicine*) e "filosofia médica" (*medical philosophy*).

A filosofia na medicina consiste na reflexão proporcionada por diferentes ramos da filosofia, como por exemplo, a lógica, a axiologia ou a ética, a assuntos do foro médico. No âmbito desta reflexão, o diagnóstico médico é escrutinado à luz da lógica e os conceitos de saúde e doença são examinados na sua dimensão ontológica e epistemológica (Pellegrino, 1998b).

A filosofia médica representa a reflexão informal de pensadores, na sua maioria médicos, sobre a medicina e a saúde em geral, resultante da sua experiência pessoal e profissional. Não consiste em tratados filosóficos, mas pensamentos de autores que se dedicaram à análise profunda e repleta de sabedoria sobre vários temas relacionados com a saúde. Pellegrino (idem) cita William Osler (1849-1919), Francis Peabody (1881-1927), Richard Cabot (1868-1939) e Lewis Thomas (1913-1993) como exemplos de autores norte-americanos que nos legaram diversas obras deste tipo. Como autores nacionais da atualidade, poderemos citar Daniel Serrão, Walter Osswald e João Lobo Antunes como os mais profícuos representantes desta nobre tradição.

À semelhança de outras disciplinas filosóficas como a filosofia da ciência, do direito, da história ou da arte, a filosofia da medicina consiste na reflexão crítica, sistemática e estruturada sobre os conteúdos, métodos, conceitos e pressupostos da medicina. Segundo Pellegrino, é uma disciplina autónoma e legítima, pois tem um objeto de estudo bem definido, que se distingue das outras disciplinas científicas e humanísticas. Abre novos horizontes à medicina, na medida em que utiliza uma linguagem e metodologia que não se encontram na medicina, e à própria filosofia, pois trata de assuntos do maior interesse para a reflexão filosófica, como os relacionados com a vida, sofrimento ou morte.

Na sua opinião, nunca foi tão premente o escrutínio do exercício da profissão como nos dias de hoje, sendo as humanidades, e em particular a filosofia, que conferem os instrumentos necessários para esta análise. No entanto, lamenta que a filosofia da medicina ainda não seja reconhecida de modo unânime e consensual por todos os académicos (HP: 4-5).

A ontologia da medicina

Pellegrino (PBM: 58) sublinha que não é possível definir com clareza em que consiste a filosofia da medicina sem uma enunciação precisa do que é a própria medicina. Considera que tal definição não é um simples exercício académico, mas torna-se necessária para se poder refletir criticamente sobre a função e propósito da profissão, acerca do que a sociedade poderá esperar dos médicos ou sobre a formação pré e pós-graduada.

Segundo o nosso autor (PBM: 22-26), a medicina tem um componente científico incontroverso, veiculado pela ciências básicas e clínicas, mas a sua finalidade não se limita à procura do conhecimento *per se*. Numa abordagem aristotélico-tomista, considera que o sentido teleológico da medicina consiste em restaurar ou melhorar a saúde de um ser humano real, pelo que a ciência médica só poderá ser considerada medicina quando for aplicada à situação clínica concreta de uma pessoa ou pessoas, ou seja, quando se passa da teoria à prática. Na sua opinião, é precisamente o facto de a medicina ser distinta das ciências que a integram, como a anatomia, a fisiologia ou a bioquímica, que permite separá-la do objeto de estudo da filosofia da ciência.

Para Pellegrino (PBM: 123-124), o alvo da relação assistencial não é apenas chegar a um diagnóstico, testar uma hipótese ou avaliar a eficácia de um tratamento. A decisão clínica deve ser a mais correta para o doente real que nos procura, pelo que o sentido teleológico da medicina será sempre necessariamente pessoal. Mesmo a saúde pública tem por objetivo a melhoria da saúde e a prevenção da doença das populações, o que, em última análise, irá beneficiar seres humanos individuais.

De acordo com as conclusões do projeto internacional *The Goals of Medicine: Setting New Priorities*, organizado pelo Hastings Center (1996) sob a coordenação de Daniel Callahan, os objetivos fundamentais da medicina resumem-se a quatro: 1) a prevenção da doença e a promoção e manutenção da saúde; 2) o alívio da dor e sofrimento causados pela doença; 3) o cuidado e a cura dos pacientes com patologias reversíveis, e o cuidado dos doentes com patologias crónicas ou sem tratamento conhecido; e 4) a prevenção de mortes evitáveis e o alívio da dor e sofrimento nas doenças terminais. Este documento representa um consenso alargado acerca do propósito da medicina, mas Pellegrino

(2001a) coloca algumas reservas a conclusões obtidas exclusivamente a partir da opinião de um grupo de especialistas (como é o caso) ou de um estudo empírico em que se procura conhecer o que pensa uma amostra de estudantes ou profissionais sobre o assunto, ou ainda de investigações sociológicas ou psicológicas. Na sua opinião, os estudos que não tenham como ponto de partida a relação assistencial entre o médico e o seu doente são mais suscetíveis a influências extrínsecas à profissão que ameacem a sua integridade, como aconteceu nos países com regimes totalitários de esquerda e de direita ao longo da história contemporânea.

Etimologicamente, a palavra *medicina* provém do vocábulo latino *medicina* e pode ser definida como «Arte e Ciência que estuda, conhece, previne e trata as doenças» (Costa, 2005: 746). Contudo, o termo *arte* não se refere às Belas Artes, como a pintura ou a escultura, ou ainda a poesia ou a música, que exprimem o sentimento estético. Tem um significado idêntico ao termo grego *techné*, que pode ser traduzido por perícia, competência ou habilidade. Na Grécia antiga e até ao fim do período medieval, a medicina era considerada um ofício artesanal, como a carpintaria, a tecelagem ou a pesca, em que o saber, de caráter essencialmente prático, se transmitia de pai para filho, ou de mestre para aprendiz, ao longo de gerações (Cassell, 2004). Contudo, ao contrário de outras atividades artesanais, em que há habitualmente um processo criativo de produção de uma nova entidade, na medicina procura-se restaurar a integridade física e/ou mental do paciente. Pellegrino (BHC: 10) define a medicina como «a arte de curar que trabalha principalmente no corpo e através dele, para conseguir a integração da experiência de vida do paciente», que inclui a sua história pessoal e sistema de valores. Como refere também Daniele Cohn (2007), «para o homem, a vida não é um *bios*, mas uma experiência vivida, ou seja, a vida no que ela tem de significativo».

Acerca da especificidade da medicina no campo dos saberes, Pellegrino (HP: 17) considera que a medicina é a mais humana das ciências, a mais empírica das artes e a mais científica das humanidades. Jaime Celestino da Costa (2001: 143) refere igualmente que

a medicina é uma profissão *sui generis*, de muitas vertentes [...]: é humanística como origem; é humanitária como ação; é científica como formação;

O CONCEITO DE FILOSOFIA DA MEDICINA

é biológica como matéria; é de tipo superior como educação; é profissional como atividade; é solidária como vocação; é ética como conduta, e é altruísta nos seus desígnios.

Pellegrino (HP: 41) assinala que há uma diferença profunda entre ser médico e possuir uma licenciatura em medicina. Ser médico envolve um grau superior de compromisso e dedicação, que se manifesta no dia a dia e em qualquer lugar. É por este facto que a sociedade espera a pronta colaboração dos médicos sempre que esta seja necessária e urgente, mesmo que não estejam de serviço ou se encontrem longe das instituições onde habitualmente trabalham.

O grau de licenciatura (ou, mais recentemente, de mestrado integrado) em medicina certifica a competência do médico para o exercício da profissão, mas é a promessa ou compromisso de utilizar as competências adquiridas ao serviço do doente que deve facultar-lhe acesso ao pleno exercício da sua atividade (BHC: 67). Tal compromisso, em Portugal e em muitos outros países, tem lugar em cerimónia pública solene onde é lida uma versão adaptada do Juramento Hipocrático, o que denota a preocupação universal em reafirmar certos princípios de conduta na prática clínica, como a beneficência e a não-maleficência. Importa, porém, não esquecer que os códigos éticos e deontológicos, apesar de importantes, têm um valor limitado, pois, em última análise, dependem do caráter e consciência ética do profissional de saúde.

Talvez possamos sintetizar o cerne da ontologia da medicina de Pellegrino (2002b) referindo que, para este autor, a medicina clínica não se caracteriza por ser simplesmente uma ciência, uma arte ou uma profissão. É, acima de tudo, uma relação de confiança entre o paciente individual e o seu médico, que tem como objetivo final o bem do paciente. Distingue-se de outras atividades humanas na medida em que o seu propósito não é a obtenção de lucro, prestígio ou poder, mas sim o bem integral do doente: «curar se possível, cuidar sempre, aliviar o sofrimento e promover a saúde.»[7] Conforme sublinha Jacqueline

---

[7] Pellegrino está consciente de que a cura nem sempre é possível e nem todas as curas são de natureza médica, por isso utiliza com frequência os verbos *restaurar* a saúde e *aliviar* o sofrimento para descrever a missão da profissão médica.

Lagrée (2003: 12), professora de filosofia da Universidade de Rennes, «se a preocupação de aliviar e de tratar não estão em primeiro lugar, mais vale não ser médico».

A fenomenologia da doença

Segundo Pellegrino (1979), o fundamento moral da medicina assenta em dois aspetos essenciais: a realidade da doença e a promessa de a tratar. A realidade da doença, num determinado lugar e tempo, e num corpo concreto, cria um estado de vulnerabilidade que leva o paciente a procurar a ajuda de um médico que, por sua vez, está vinculado à promessa de agir sempre no melhor interesse do doente (Thomasma, 1990). Este estado de vulnerabilidade, angústia e dependência, que Pellegrino (PBM: 24) denomina de "humanidade ferida", impõe várias limitações à liberdade e autonomia do paciente, principalmente nos casos mais graves.[8] Condiciona também uma alteração radical das suas prioridades na vida, na medida em que todos os seus pensamentos, energias e motivações passam a ser dirigidos para o alívio da dor e sofrimento, e para a recuperação do estado de saúde. Para o nosso autor (2006), o corpo, quando doente, passa a ser o centro da atenção e preocupação da pessoa. Nas suas palavras, «começa a tiranizar, a fazer exigências; necessita de ser ouvido e levado a quem puder ajudar».

Ainda que a vulnerabilidade seja uma característica humana universal, é revelada de forma mais pungente na doença. Por esse motivo, Pellegrino (PBM: 208) rejeita liminarmente que a prestação de cuidados de saúde seja considerada um bem de consumo e o ato médico uma simples relação comercial.

Na língua inglesa, estabelece-se a distinção entre doença como entidade fisiopatológica (*disease*), com o seu quadro clínico constituído por um conjunto de sinais e sintomas, e doença como a vivência da enfermidade pelo paciente individual (*illness*), o que inclui a sua interpretação cognitiva da experiência de estar doente (Cassell, 2004). Cada pessoa perceciona a doença à sua maneira. Segundo Pellegrino (1982),

---

[8] Para João Lobo Antunes (2001: 46), «a doença cria um estado particular de humanidade ferida e vulnerável, que nos leva a refugiarmo-nos como crianças no abraço de quem de nós cuida».

«essa perceção é pessoal e única, uma vez que cada pessoa interpreta de modo diferente o facto de estar doente ou com saúde». Sendo assim, a preocupação dos médicos não deveria ser apenas identificar e tratar a doença como entidade clínica, mas terem em conta esta dimensão antropológica ou biopsicossocial, que influencia significativamente o processo terapêutico e é indispensável para que uma decisão médica, correta do ponto de vista biomédico, possa também ser considerada uma decisão ética.

Pellegrino (HP: 58) rejeita o dualismo platónico e cartesiano. Considera o ser humano como uma unidade e a doença como um fator perturbador e desintegrador, nas suas vertentes biológica, psíquica, social e espiritual. Por outro lado, na sua opinião, distinta da célebre definição de saúde da OMS, uma pessoa pode considerar-se saudável apesar de alguns condicionalismos de natureza física ou mental, desde que não a impeçam de realizar os seus projetos de vida.

No encontro clínico o paciente encontra-se num estado de vulnerabilidade devido à doença, numa relação desigual com o médico em conhecimento, experiência e poder acerca da sua condição (Pellegrino, 2008b). Nesta relação assistencial, tão assimétrica e desproporcionada, o ónus da responsabilidade recai sobre os ombros do elemento mais forte do binómio, ou seja, do médico. Os pacientes, dada a sua situação de vulnerabilidade, dependência, ansiedade e limitação da liberdade, causados pela doença, são "obrigados" a confiar nos médicos que, por sua vez, assumiram o compromisso solene, expresso no Juramento Hipocrático, de usarem os seus conhecimentos e competências em benefício do doente (VM: 42).

Pellegrino (1974) estabelece também uma analogia entre a relação médico-paciente e a relação professor-aluno, na medida em que em ambas existe um elemento mais fraco que depende da ajuda do outro, que é mais sabedor e em virtude desse conhecimento tem poder sobre o primeiro.

A doença ocasiona alterações não apenas orgânicas, que são as mais comuns, mas também psíquicas, sociais e espirituais. Este autor (2006b) alude ainda ao facto de a enfermidade, sobretudo nos casos mais graves, suscitar um receio existencial, nem sempre verbalizado: «será este o princípio do fim da minha existência?». Aponta também a presença, muitas vezes, de um sentimento de culpa por parte do paciente por se encontrar nessa condição, ainda mais exacerbado quando a causa da sua doença poderia ter sido prevenida com a adoção de um estilo de vida mais saudável (Pellegrino, 2008b: 523). Pode também sentir vergonha ou humilhação pela perda de privacidade resultante do seu estado clínico, principalmente em caso de internamento em unidades hospitalares sobrelotadas e com condições precárias para os cuidados de higiene e alimentação (idem). Ainda que, na maioria das vezes, os doentes ultrapassem estas dificuldades sem sequelas, há situações em que o risco de desenvolverem perturbações mentais é mais notório, nomeadamente nas doenças crónicas, degenerativas, terminais ou que alterem significativamente a sua imagem corporal (idem: 530). Como assinala Diego Gracia (2008: 64), o doente ou enfermo é um *in-firmus*, alguém com falta de firmeza ou robustez, não apenas física ou orgânica, mas também psíquica ou moral.

Muitos autores anglo-saxónicos não estabelecem uma distinção precisa entre os conceitos de moral e ética. Segundo Isabel e Michel Renaud (1996), podemos considerar no sentido lato os dois conceitos como equivalentes, tendo em conta a etimologia comum do termo. Aliás, na linguagem corrente, quando apelidamos de *moral* uma decisão ou atividade, consideramos que se trata de uma ação ou decisão boa ou correta numa perspetiva ética. Porém, no sentido estrito, convém estabelecer a distinção entre as duas palavras, como também defende Silveira de Brito (2004: 45):

> A moral é aquele conjunto de valores, princípios e regras a que, na concretude da vida quotidiana, o ser humano deve obedecer para viver humanamente. A moral não é, pois, estranha ao Homem, não lhe é extrínseca, não é alguma coisa que se lhe acrescenta. É vivendo moralmente que o Homem se realiza [...] A ética, por sua vez [...] é uma reflexão crítica, filosófica sobre a moral na procura daquilo que a caracteriza e justifica.

Pellegrino (PBM: 179) esclarece que designa de *moral* qualquer ação que envolva valores, sem lhe atribuir qualquer conotação. Por outro lado, utiliza o adjetivo *ético* ou *ética* para se referir a uma ação ou decisão corretas, sendo a *ética* a disciplina filosófica que tem por objeto de estudo os juízos de valor na medida em que estes se relacionam com a distinção entre o bem e o mal, ou seja, representa a reflexão sobre a fundamentação da moral ou do comportamento humano. Deste modo, segundo o pensamento do nosso autor, nem todas as decisões morais são necessariamente éticas.

Capítulo III
Modelos de relação médico-paciente

*«The more our time seems to force us into an inheren-
tly confused relationship of doctor and patient, the more
firmly must we recall what a true physician is like.»*

KARL JASPERS (1883-1969)

Na obra *For the Patient's Good: Toward the Restoration of Beneficence in
Health Care,* Pellegrino (1988) identifica cinco modelos principais no
exercício da medicina clínica: o modelo comercial, o modelo contratual, o modelo do pacto ou aliança, o modelo preventivo e o modelo
da beneficência.[9] Refere que os dois modelos dominantes na relação

---

[9] O modelo do pacto ou aliança (*covenant*) entre o médico e o doente poderá ser considerado uma variante do modelo contratual, mas enfatiza a natureza sagrada do encontro
clínico e assenta no compromisso e responsabilidade do profissional de saúde para com
o paciente, sendo difícil de aplicar em sociedades seculares. No modelo preventivo não
existe uma verdadeira relação interpessoal, pois o médico, nomeadamente através da
comunicação social, limita-se a informar a sociedade p. ex. acerca dos estilos de vida
mais saudáveis (tendo em conta que muitas doenças são consequência de estilos de
vida prejudiciais); não existe qualquer compromisso ou obrigação por parte do médico,
uma vez que a decisão final depende exclusivamente dos cidadãos (BHC: 103-105).
Noutro ensaio, PELLEGRINO (2003b) alude ainda ao modelo biomédico ou biomecânico, no qual o médico é uma espécie de cientista clínico, utilizando os seus conhecimen-

médico-paciente na sociedade contemporânea são o comercial e o contratual. Ambos se baseiam na valorização da autonomia do paciente e surgiram em grande medida como resposta ao paternalismo da tradição hipocrática.

Podemos definir o conceito de paternalismo médico como sendo uma ação tomada em benefício do paciente sem ter em conta a sua vontade ou desejos, assumindo que o clínico tem melhor perceção do bem do doente do que o próprio. Pellegrino (BHC) identifica vários graus de paternalismo médico. Considera que, no passado, este assumia uma expressão mais forte, uma vez que os desejos, escolhas e preferências do paciente eram desvalorizados ou ignorados, como por exemplo, a administração de determinada medicação contra a vontade do doente.[10] Atualmente, é mais frequente uma manifestação fraca de paternalismo, que pode ser reconhecida quando, por alguma razão, nem sempre legítima, não é fornecida ao doente toda a informação necessária para este poder decidir de forma livre e esclarecida acerca de determinado tratamento ou intervenção, ou quando se tenta manipular ou condicionar as suas escolhas. Nas situações em que o doente está incapacitado para decidir e não é possível conhecer a sua vontade (p. ex. através de familiares ou de uma declaração antecipada de vontade), as decisões médicas que forem tomadas de acordo com as *leges artis* não deverão ser consideradas paternalistas, mas sim beneficentes, embora estas circunstâncias possam ser incluídas no conceito de paternalismo fraco.

Segundo Pellegrino (1993 e 1994b), a metamorfose da ética médica que se verificou nos últimos quarenta anos, mais evidente e de maiores proporções nos EUA, mas em rápida propagação nos outros países, alterou profundamente a relação clínica. Aponta como algumas das causas que contribuíram para este fenómeno a democracia participativa encarada como o sistema político de eleição; o crescente pluralismo moral

---

tos científicos e técnicos para resolver o problema patológico que o doente apresenta, mas não levando em conta os fatores psíquicos e sociais, considerando que a abordagem destes componentes não são da sua responsabilidade, mas de outros grupos profissionais, como psicólogos ou assistentes sociais.

[10] DIEGO GRACIA (2008: 145) define paternalismo como «o hábito de tratar ou governar os outros como o pai trata e governa os filhos».

MODELOS DE RELAÇÃO MÉDICO-PACIENTE

e heterogeneidade das sociedades modernas; a influência dos meios de comunicação social; a desvalorização do papel da religião como fonte de moralidade; a desconfiança generalizada para com todas as manifestações de autoridade e o poder cada vez maior proporcionado aos médicos pelos avanços tecnológicos. Assistiu-se assim a uma mudança de paradigma na relação médico-paciente, em que o ónus da decisão clínica se transferiu do primeiro para o segundo elemento do binómio. A Declaração Universal dos Direitos do Homem, de 1948, e sobretudo a Convenção sobre os Direitos do Homem e a Biomedicina, de 1997, são alguns documentos, reconhecidos pelas sociedades democráticas, que têm em conta os direitos e proteção dos cidadãos face aos vertiginosos avanços científicos e tecnológicos da medicina.

Num certo sentido, como aponta Pellegrino (BHC: 33), os modelos baseados no paternalismo médico ou na autonomia do paciente facilitam o processo deliberativo, na medida em que resultam de uma decisão unilateral que não procura a obtenção de um acordo ou consenso acerca de determinado tratamento, ao contrário do que propõe o modelo da beneficência.

O modelo comercial

No modelo comercial ou consumista, que se rege por factores socioeconómicos e pelas leis do comércio, o cuidado de saúde é considerado um bem de consumo. O paciente é visto como um cliente e o médico como um prestador de serviços em troca de uma remuneração, estando os princípios e valores éticos subordinados à autonomia do primeiro (VM: 169).[11] Neste contexto, a função assistencial do médico envolve principalmente a obrigação de atuar com competência no desempenho profissional e de informar o paciente do seu estado de saúde, das várias modalidades de tratamento possíveis e dos seus riscos e benefícios (VM: 56). O seu compromisso ético é mínimo, restringindo-se ao cumprimento estrito das obrigações deontológicas e legais a que está sujeito. Contudo, Pellegrino (PBM: 248) afirma repe-

---

[11] As próprias instituições de saúde privadas e companhias de seguros de saúde consideram o paciente um consumidor dos serviços de saúde e não têm pudor em designá-lo de cliente.

QUE MÉDICOS QUEREMOS?

tidas vezes que o nível de exigência ética e moral das decisões médicas deve ser superior ao requerido por lei.

Os defensores do modelo comercial alegam que a competição entre as empresas envolvidas na prestação de cuidados de saúde e os incentivos comerciais promovem a qualidade e a eficácia dos serviços prestados aos pacientes. Contudo, os estudos empíricos realizados nos EUA têm revelado que é precisamente o oposto que se tem verificado (Relman, 2004).

Pellegrino (1999a) declara que o cuidado de saúde jamais deverá ser considerado um bem de consumo nem a medicina um negócio, devido à natureza peculiar do ato médico. No encontro clínico entre um paciente vulnerável e debilitado devido à doença e o seu médico, seria um abuso que este último se aproveitasse desse estado de fragilidade, e da relação de confiança que se estabelece entre ambos, para a obtenção de lucro. Já Platão, em *A República* (341c-e), chamava a atenção para este ponto. No diálogo ficcionado entre Sócrates e Trasímaco, pergunta o primeiro: «...o médico, no sentido rigoroso que há pouco definias, é seu objetivo ganhar dinheiro ou tratar os doentes? Refere-te ao médico de verdade», ao que responde Trasímaco sem hesitar: «tratar os doentes».

Um outro argumento que Pellegrino (idem) invoca para rejeitar a cultura empresarial na saúde tem a ver com o facto de o conhecimento médico ser património universal da humanidade e não propriedade de uma instituição, de um país ou de uma classe profissional.[12] Os estudantes de medicina e de enfermagem, ao escolherem a sua profissão, assumem implicitamente o compromisso, perante a sociedade, de utilizarem os seus conhecimentos e competências ao serviço do doente.

Para Pellegrino (idem), os honorários médicos (e a palavra *honorário* provém do latim *honore,* que significa *honra*) são a recompensa do tempo e energia despendidos durante a formação, que deve ser contínua ao longo da vida, bem como uma compensação pelos riscos inerentes à atividade profissional, e não por os clínicos serem os detentores exclusivos dos segredos da arte médica. Daniel Serrão (1998: 156) recorda que

---

[12] Os bens de consumo, pelo contrário, são habitualmente propriedade do produtor enquanto não forem adquiridos pelo consumidor.

os honorários médicos, ainda no princípio deste século [XX], eram relacionados muito mais com a capacidade económica e financeira da pessoa doente e sua família do que com a qualidade e eficácia da intervenção médica; ou seja, cada pessoa pagava segundo as suas posses e o médico aceitava, em geral, nada receber dos que eram pobres.[13]

Muitos médicos consideram que o modelo comercial representa uma antítese da missão superior da medicina, na medida em que desumaniza tanto o médico como o paciente. Como também sublinha a filósofa espanhola contemporânea Victoria Camps (2007),

la mercantilización de la profesión que impide ver más allá del mero interés material privado, y el reduccionismo técnico derivado de la especialización del conocimiento, son dos grandes escollos para que las profesiones sanitarias adquieran y desplieguen una dimensión moral [...]. El *ethos* profesional reducido a un *ethos* mercantilista y burocrático no atiende al cultivo de los valores o virtudes que debería exhibir la práctica sanitaria.

O modelo contratual

O modelo contratual considera a relação médico-doente como um simples contrato de prestação de um serviço qualificado. O cuidado de saúde é entendido não tanto como um bem de consumo, mas como um serviço que é prestado ao paciente ou à comunidade. Este modelo pretende diminuir a assimetria de poder que tem lugar no ato médico, considerando tanto o paciente como o médico parceiros nessa relação e estando num plano de igualdade perante a lei (BHC: 102-103). Requer competência técnica e científica do profissional para corresponder às necessidades expressas pelo paciente, desde que não colidam com a sua consciência e valores. Tal como o anterior, trata-se também de um modelo legalista e assente num "minimalismo ético", no qual tanto o paciente como o médico são sujeitos de direitos e deveres, não sendo requerida excelência moral no exercício da profissão, mas o simples cumprimento das normas deontológicas e legais vigentes (VM: 73).

---

[13] O pensador inglês JOHN RUSKIN (1819-1900) costumava dizer que "a maior recompensa do nosso trabalho não é o que nos pagam por ele, mas aquilo em que ele nos transforma".

Nesta perspetiva, a cortesia e o respeito pela dignidade do doente não se distinguem do que se espera do habitual convívio social ou das relações comerciais.

O modelo contratual encontra inspiração na ideia de contrato social de Jean-Jacques Rousseau (1712-1778), onde se valoriza o consenso como forma de garantir os direitos de todos os cidadãos, bem como no conceito de autonomia individual de John Locke (1632-1704). Este modelo assenta num contexto de desconfiança, em que as regras da profissão são prévia e claramente definidas como num contrato comercial, para que as expectativas não sejam defraudadas e eventuais infratores sejam punidos.

Uma das consequências nefastas deste modelo, que se tem verificado nos EUA nos últimos anos, é a tendência para os médicos evitarem emitir a sua opinião pessoal, com base nos seus conhecimentos científicos e experiência profissional, acerca da modalidade de tratamento que consideram mais adequada para determinada condição clínica. Limitam-se a apresentar as evidências científicas mais recentes sobre as opções de tratamento existentes e seus custos, mas sem influenciarem a escolha do paciente. O receio de serem alvo de processos disciplinares por limitarem o pleno exercício da autonomia do doente (como se tal autonomia fosse ilimitada) sobrepõe-se ao seu dever ético e deontológico de agirem de modo beneficente, num diálogo franco e aberto cimentado numa relação de confiança. Por outro lado, a falta de confiança nos profissionais de saúde, por parte do doente, dificulta a adesão deste à terapêutica, conduz ao aumento dos casos de litigância nos tribunais e ao recurso às terapias alternativas, muitas delas ineficazes e fraudulentas, e está na base da problemática do testamento vital.

O bioeticista norte-americano Robert Veatch, colega de Pellegrino no Kennedy Institute of Ethics, tem sido, ao longo dos anos, um dos mais destacados defensores do modelo contratual da relação clínica, alicerçado no respeito para com a autonomia dos pacientes. No seu livro mais recente, *Patient, Heal Thyself: How the New Medicine Puts the Patient in Charge*, publicado em 2009, assume uma posição ainda mais radical. Defende o que denomina de "nova medicina" ou medicina pós-moderna, que na sua opinião irá revolucionar a prática médica à escala mundial. Afirma categoricamente que os doentes se tornarão o ele-

MODELOS DE RELAÇÃO MÉDICO-PACIENTE

mento mais forte e importante da relação médico-paciente e devem ser responsáveis pela tomada de decisões médicas que lhes digam respeito. O papel do médico será de facilitar ou assistir o paciente a compreender o seu estado clínico e as várias opções de tratamento, se for o caso, mas não interferindo ou condicionando essas escolhas.

Esta "nova medicina" não rejeita a ciência médica, mas sim a ideia generalizada de que os médicos sabem o que é melhor para os seus pacientes com base nos conhecimentos científicos, seja a importância de uma alimentação saudável e do exercício físico, seja a abstenção do tabaco ou do consumo excessivo de bebidas alcoólicas. Veatch (2009: 4-5) defende a tese de que o paciente habitualmente sabe o que é melhor para si próprio, mesmo que isso inclua hábitos nocivos para a saúde, como uma alimentação rica em calorias e gorduras saturadas ou o sedentarismo.

A principal diferença entre os modelos comercial e contratual é que, neste último, os detalhes do contrato de prestação de serviços são conhecidos antes do encontro clínico por ambas as partes e seguidos de modo mais escrupuloso. Ambos podem coexistir e são essencialmente instrumentais e procedimentais, pois não reconhecem a existência de uma moralidade intrínseca à medicina e permitem a subordinação de princípios éticos, como o princípio da preservação da vida, ao que for acordado entre o médico e o paciente (VM: 192-193).

Nestes dois modelos de relação clínica, a medicina é considerada uma ocupação ou profissão como qualquer outra, «uma maneira de ganhar a vida, em vez de uma forma de serviço aos outros» (Pellegrino, 2003b: 9). Algumas virtudes, como a compaixão, podem ser encorajadas se contribuírem para a satisfação global do doente pelos serviços recebidos e deste modo para o sucesso da clínica ou instituição onde o médico trabalha, tendo por conseguinte um propósito utilitarista. Por outro lado, dá-se mais valor à fidelização do paciente à instituição de saúde do que ao médico, e assiste-se à intromissão de agentes externos à profissão médica, como gestores e economistas, na organização e funcionamento dos serviços de saúde, conforme lamenta Dinis da Gama (2008),

> Os médicos neste início do século XXI perderam praticamente o estatuto e a independência profissional, que fora um privilégio de que usufruíram os seus predecessores, ao longo de décadas, e que constituiu desde

sempre um forte fator de sedução da profissão. Para subsistir estão hoje totalmente dependentes de terceiros, mal pagos e coartados nos seus tradicionais graus de liberdade. Têm sido institucionalmente desqualificados, transformados em "colaboradores" de outros grupos profissionais, são obrigados a responder mais pela quantidade do que pela qualidade, o seu trabalho é escrutinado ao minuto por sofisticada tecnologia e constituem o veículo preferencial de que se servem as empresas seguradoras e a indústria de vocação sanitária, para a rentabilização dos seus propósitos, ou seja, para a obtenção de lucros.

Para Pellegrino (BHC: 105), ainda que se possa encontrar uma componente contratual e mesmo empresarial legítima em grande parte dos atos médicos, sobretudo nos serviços prestados em instituições de saúde privadas, ela não deverá constituir o fundamento da relação clinica. A socióloga australiana Deborah Lupton (1997) recorda que «a representação privilegiada do paciente como consumidor autónomo e esclarecido ignora a dependência, muitas vezes inconsciente e não verbalizada, que os doentes podem ter dos médicos».

O modelo da beneficência
Edmund Pellegrino (BHC: 61, 105) advoga que somente uma ética baseada no modelo da beneficência permitirá ultrapassar os problemas e dificuldades suscitados pela afirmação cada vez maior da autonomia e direitos dos pacientes na sociedade atual. Neste modelo que propõe, de uma beneficência fiduciária (*beneficence-in-trust*), o princípio da beneficência assenta numa relação de confiança entre médico e paciente.[14] O clínico assume o compromisso de ajudar o doente a recuperar a saúde, se tal for medicamente possível, restabelecendo assim a autonomia deste como pessoa, que se encontra fragilizada pela doença. A obrigação primária do médico é para com o bem do paciente individual, que constitui o propósito da medicina desde os tempos de Hipócrates. Também para o médico, filósofo e historiador espanhol Pedro

---

[14] Difere do princípio da beneficência hipocrático, que imperou até à década de setenta do século passado e que se caracterizava por um paternalismo praticamente absoluto do médico.

Laín Entralgo (1969/2003: 183), «los deberes del médico respecto al enfermo no son otra cosa que el cumplimiento de la regla de oro del arte de curar: procurar el bien de su paciente».

De acordo com este modelo, uma decisão poderá ser medicamente correta do ponto de vista científico (*a right decision*), mas só será uma boa decisão (*a good decision*) se tiver em consideração os valores do paciente individual (HP: 229). Os dois elementos deverão estar presentes na decisão ética, resultante do diálogo sincero e cordial entre o paciente e o médico. O caráter do médico e as virtudes que cultiva na atividade clínica são determinantes para garantir o respeito pelo bem do doente. Pellegrino (2003: 9-10) reconhece que este modelo de relação clínica é o mais exigente de todos a nível pessoal, profissional e ético, mas também o mais satisfatório em termos de realização profissional, pois é o único que põe em prática, de modo mais completo, o aforismo hipocrático "a saúde do meu doente será a minha primeira preocupação".[15]

Em *For the Patient's Good*, Pellegrino (BHC: 34-35) enuncia quatro postulados neste modelo de beneficência. O primeiro determina que tanto o médico como o paciente devem agir de forma livre e autónoma no processo deliberativo, respeitando os valores de cada um. O segundo declara que a responsabilidade dos médicos na relação clínica é superior à dos pacientes, tendo em conta a desigualdade de poder e conhecimento entre ambos. Deste modo, os primeiros devem prestar toda a informação de que os doentes precisam para decidirem de forma esclarecida e consciente, bem como utilizarem o seu poder com prudência, em virtude do estado de vulnerabilidade e dependência que a doença condiciona. O terceiro postulado impõe a obrigação de os médicos serem pessoas de integridade moral, uma vez que o caráter do profissional é o elemento fundamental na tomada de decisão. Este aspeto é ainda mais importante «quando não está ninguém a observar». O último postulado afirma que os médicos devem estar conscientes da complexidade de muitas decisões clínicas num contexto de "ambiguidade moral", mas não devem desistir de tomar uma decisão simultaneamente correta e boa do ponto de vista ético (*right and good*).

---

[15] Esta citação de Hipócrates foi colocada nas cédulas profissionais emitidas pela Ordem dos Médicos de Portugal, dada a importância que lhe é atribuída.

No que respeita ao bem do paciente, Pellegrino (BHC: 76-82) destaca quatro componentes principais, mas salienta que ele deve ser encarado como uma unidade num processo dialético. Em primeiro lugar, identifica o bem do ponto de vista médico, também chamado bem biomédico ou tecnomédico, que consiste na tentativa de resolução do processo fisiopatológico da doença através de uma intervenção cirúrgica ou da instituição de uma terapêutica apropriada, segundo as *leges artis*. Nesta perspetiva, o bem do doente está diretamente relacionado com os conhecimentos e competência do médico e depende dos recursos proporcionados pelo "estado da arte" médica. Trata-se do bem instrumental que o paciente pretende quando recorre a uma consulta médica e tem por objetivo a cura ou controlo da doença, a melhoria dos sintomas e a preservação da vida. Infelizmente, segundo o nosso autor, há uma tendência dos profissionais de saúde terem em conta apenas este aspeto no encontro clínico, como se o bem biomédico fosse equivalente ao bem do doente, o que poderá condicionar uma atitude paternalista e prepotente do médico para com o paciente sempre que existir algum benefício fisiológico ou terapêutico, cientificamente comprovado, para determinado procedimento proposto. Pellegrino considera que o tratamento agressivo de doenças potencialmente reversíveis, como por exemplo, uma pneumonia pneumocócica, em doentes em fase terminal, geralmente apenas prolonga o sofrimento e o processo de morrer, pelo que não pode ser considerado uma ação benéfica. É um exemplo de uma situação em que o bem biomédico (o tratamento da pneumonia) se distingue do bem para o paciente, pois a existência de um tratamento eficaz não é condição suficiente para que tal ato seja considerado beneficente (BHC: 168).

Num segundo nível, o bem biomédico é confrontado com a opinião do doente acerca do que considera melhor para si próprio (bem para o paciente). Nesse sentido, são tidas em consideração as preferências, escolhas e valores do paciente individual. Perante a mesma situação clínica e idêntica proposta de tratamento, diferentes doentes poderão fazer escolhas distintas. Segundo Pellegrino (2001b), «essas escolhas e valores são únicos para cada paciente e não podem ser definidos pelo médico, pela família ou por qualquer outra pessoa». A decisão certa é aquela que é a mais adequada para um determinado doente, não sendo

MODELOS DE RELAÇÃO MÉDICO-PACIENTE

necessariamente a melhor para os doentes em geral, para os médicos, para a ciência ou para a sociedade.

Eric Cassel (2004) sublinha que uma maior capacidade tecnológica no tratamento das doenças confere ainda mais importância ao encontro clinico. O respeito para com o sistema de valores do doente torna-se ainda mais premente nos países que dispõem de tecnologia médica e cirúrgica altamente desenvolvida (BHC: 28). Por outro lado, os conhecimentos de ciência médica poderão ser facilitados por sofisticados programas informáticos, mas só o médico os poderá adaptar ao seu paciente individual, tendo em conta as suas particularidades e hierarquia de valores (Pellegrino, 1992).

Nem sempre o que está indicado do ponto de vista médico deve ser feito, se colidir com o risco que o paciente está disposto a correr para desfrutar dos benefícios previsíveis de determinado tratamento, nesse momento e nessas circunstâncias. Como dizia o filósofo e ensaísta espanhol Ortega y Gasset (1883-1955), "yo soy yo y mi circunstancia". Está implícito neste ponto a obtenção de um consentimento verdadeiramente informado, sendo obrigatório conhecer e aceitar a vontade do doente, mesmo quando não corresponde ao bem biomédico (Pellegrino, 1985: 123).

No patamar seguinte encontramos um outro componente, que representa o bem para o paciente como ser humano ou pessoa. O respeito pela dignidade humana, independentemente da idade, sexo, cor da pele ou condição social, é incluído nesta dimensão. Deste modo, seria inaceitável expor o doente a riscos excessivos e desproporcionados relacionados com determinado tratamento, mesmo que o paciente tivesse dado o seu aval de modo esclarecido e reiterado através da assinatura de um formulário de consentimento informado. Ao contrário dos outros componentes, que são sempre particulares, este aspeto é independente da pessoa concreta, do momento ou das circunstâncias peculiares da decisão.[16]

---

[16] Se o bem para o paciente como ser humano fosse tido em conta, não se teriam verificado os abusos na experimentação humana como os que ocorreram em Tuskegee, no Alabama, ou em Willowbrook, em Nova Iorque.

O nível mais elevado deste processo dialético de procura do bem do paciente consiste no bem espiritual ou bem supremo. Trata-se do reconhecimento da espiritualidade do ser humano (i.e. aquilo que dá sentido à vida), cada vez mais valorizada na prática clínica e que se traduz no respeito para com as opções religiosas ou ideológicas do paciente, de que o exemplo paradigmático é a recusa de transfusões sanguíneas por Testemunhas de Jeová. Na ordem de prioridades do doente, a saúde pode até nem ser considerada o maior bem (BHC: 62).

Para Pellegrino (1994: 365), o princípio da beneficência fiduciária envolve também a prevenção ativa de um eventual dano ou lesão do doente, mesmo que isso acarrete algum risco para o médico, o que implica algum grau de altruísmo.

Representamos a conceção de Pellegrino dos componentes do bem do paciente sob a forma de pirâmide (Figura 1), pois consideramos que na maior parte dos encontros clínicos os dois últimos níveis são muitas vezes ignorados, nem sempre de forma intencional, mas devido aos constrangimentos de tempo, sobrecarga de trabalho ou falta de privacidade.

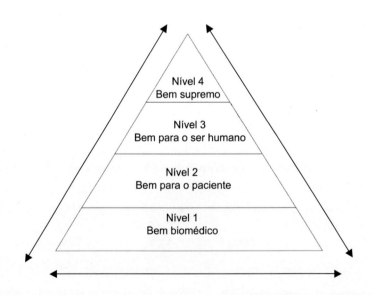

FIGURA 1 – Os quatro níveis do bem do paciente (segundo Pellegrino)

Pellegrino (2001b) esclarece que nem sempre é possível integrar estes quatro componentes do bem do paciente na decisão clínica ou mesmo estabelecer uma hierarquia entre eles, designadamente em situações de emergência ou quando se trata de menores ou doentes com perturbações cognitivas ou psiquiátricas. De qualquer modo, mesmo nestes casos, pelo menos o bem biomédico e o bem do paciente como pessoa podem e devem ser tidos em conta, pois pelo facto de alguns doentes não serem competentes não deixam de ser pessoas. Por outro lado, sublinha que o médico não tem a obrigação de acatar todas as escolhas e caprichos do doente, especialmente os que colidem com os seus próprios valores e consciência. Aliás, mesmo havendo total concordância entre médico e paciente acerca do bem, tal facto não determina que a decisão seja necessariamente correta. Alguns exemplos a que Pellegrino (1985: 120) alude são a não notificação às autoridades de uma doença infeciosa de declaração obrigatória ou a falsificação de um diagnóstico para obtenção de uma indemnização por uma companhia de seguros.

Este modelo de beneficência fiduciária distingue-se da metodologia principialista. Enquanto que o princípio de beneficência proposto por Beauchamp e Childress apenas tem em conta uma dimensão do bem, geralmente o bem biomédico, o conceito de beneficência fiduciária é mais abrangente, pois considera os vários componentes do bem do doente atrás referidos. Nas palavras de Pellegrino (BHC: 32), «a medicina como atividade humana é necessariamente beneficente».

Capítulo IV
Ética das virtudes

«*And virtue, though in rags, will keep me warm.*»

JOHN DRYDEN (1631-1700)

Edmund Pellegrino e David Thomasma são considerados os mais destacados representantes de uma ética das virtudes no exercício da medicina (Ferrer & Álvarez, 2005). A proposta destes autores, na linha dos filósofos britânicos contemporâneos Alasdair MacIntyre e Elizabeth Anscombe, pretende chamar a atenção para a centralidade das virtudes na reflexão ética em geral e bioética em particular, que afirmam ser demasiado principialista. Salientam que, durante séculos e até ao início da década de setenta do século passado, a ética médica baseava-se principalmente no caráter do médico. Era uma ética de virtudes, que constituiu o fundamento para a formulação de princípios e normas no exercício da profissão. Este paradigma foi alterado nos últimos anos, quando essa ética baseada nas virtudes deu lugar a uma ética baseada em direitos, deveres e obrigações, ou seja, essencialmente deontológica.[17]

---

[17] PELLEGRINO (VM: xi) recorda que todos os antigos códigos de ética médica da antiguidade, para além do Juramento Hipocrático, como o chinês ou o indiano, se baseavam numa ética das virtudes, e o mesmo se verificou com os códigos deontológicos de THOMAS PERCIVAL (1740-1804), JAMES GREGORY (1707-1755) e JOHN GREGORY (1724-1773).

Foi com a publicação do livro *After Virtue* de Alasdair MacIntyre (1981) que se verificou um novo interesse acerca da natureza e significado da teoria ética das virtudes que, fora do âmbito da ética médica profissional, já tinha sido relegada para segundo plano desde os séculos XVII e XVIII com o Iluminismo. MacIntyre critica o que denomina de "projeto do Iluminismo", ou seja, uma tentativa de fundamentação ética universal baseada na razão, de que o exemplo mais conhecido é a proposta kantiana. Para MacIntyre, as regras e obrigações são importantes, mas não devem ser formuladas sem se terem em conta as particularidades históricas de comunidades concretas.

Nos últimos anos, tem havido uma atenção especial para com o contributo dos valores e das virtudes no desempenho profissional do médico, principalmente nos países de expressão anglo-americana.[18] Em 2002, foi publicado simultaneamente nas revistas científicas *Annals of Internal Medicine* e *Lancet* o relatório "Medical Professionalism in the New Millennium: A Physician Charter". Trata-se de um conjunto de orientações dirigidas a todos os médicos, resultante de vários anos de trabalho no âmbito de um projeto que envolveu inicialmente quatro organizações profissionais de Medicina Interna: o American Board of Internal Medicine, a European Federation of Internal Medicine, o American College of Physicians e a American Society of Internal Medicine. Posteriormente, este documento foi subscrito por mais de 100 associações profissionais e escolas médicas de todo o mundo. Descreve dez compromissos fundamentais na prática da medicina, designadamente a competência profissional, a honestidade para com os pacientes, a confidencialidade, a manutenção de relações apropriadas com os doentes, a melhoria da qualidade dos cuidados de saúde, um melhor acesso a esses cuidados, a distribuição equitativa de recursos finitos, o conhecimento científico, a manutenção da confiança na relação médico-paciente através da resolução dos conflitos de interesse, e a responsabilidade profissional. Pellegrino (2003a: 12), embora reconhecendo algum mérito

---

[18] Na primeira edição da *Enciclopédia de Bioética*, de 1978, não havia nenhuma entrada para os termos *virtude (virtue)* ou *caráter (character)*. Do mesmo modo, BEAUCHAMP e CHILDRESS somente na 4.ª edição da sua obra *Principles of Biomedical Ethics*, de 1994, dedicam um capítulo ao tema das virtudes, embora seja o último do livro.

a esta iniciativa, considera que a promulgação de normas e princípios que regulem a prática médica será sempre insuficiente se não for acompanhada de uma justificação sólida e coerente acerca dos fundamentos em que se apoiam, de modo a evitar a influência de fatores económicos, políticos ou de outra natureza.

No Reino Unido, todos os médicos que exercem atividade têm a obrigação legal de estarem inscritos no General Medical Council (2006), organismo que regula o exercício da medicina na Grã-Bretanha e Irlanda do Norte. Na introdução do manual *Good Medical Practice*, publicado por esta instituição britânica, é afirmado:

> Os doentes precisam de bons médicos, que tenham como preocupação primordial o cuidado dos seus pacientes; que sejam competentes, mantenham os seus conhecimentos e competências atualizados, estabeleçam e mantenham boas relações com pacientes e colegas, sejam honestos, de confiança, e atuem com integridade.

Em Portugal, vários médicos conceituados, com responsabilidades académicas e no campo da bioética, têm defendido igualmente a importância dos valores e virtudes na formação médica pré e pós-graduada. Segundo Daniel Serrão (1996c),

> Por importantes que sejam os princípios éticos que pretendem balizar o comportamento dos profissionais de saúde no seu relacionamento com as pessoas doentes e por muito úteis que sejam, e são, os códigos deontológicos que fixam as regras resultantes desses princípios, o essencial para um bom relacionamento está nas virtudes dos profissionais de saúde cultivadas tradicionalmente desde há muitos anos.

Pinto Machado (2006) defende igualmente que «a competência do médico, cada vez mais exigente nos domínios científico e técnico, requer também os valores, as virtudes, as atitudes e os comportamentos indispensáveis».

O bioeticista norte-americano W. David Solomon (2004) afirma que toda a ação humana envolve um agente que desenvolve uma ação que tem consequências particulares (Figura 2). Tendo em conta que estes três fatores intervêm no processo deliberativo, podemos diferenciar as principais teorias éticas em função do realce que é dado a cada um deles. A teoria ética das virtudes destaca as qualidades do agente moral, a deontológica procura estabelecer as normas ou princípios que regulam as ações, enquanto que a consequencialista ou teleológica avalia as consequências previsíveis das ações. Contudo, as fronteiras entre as várias teorias éticas não são herméticas, pois por exemplo um consequencialista poderá advogar determinadas virtudes por motivos utilitaristas.

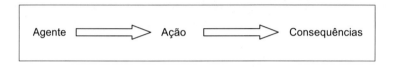

Figura 2 – Componentes de uma ação moral (segundo Solomon)

Para o filósofo germânico Immanuel Kant (1724-1804), o principal representante da teoria ética deontológica, todas as ações morais resultam de um sentido do dever expresso no denominado imperativo categórico, que afirma que os seres humanos devem ser tratados como um fim e nunca como um meio. Kant define a pessoa virtuosa como sendo aquela que cumpre o seu dever de acordo com esse imperativo categórico, enquanto que, para um utilitarista, é aquela que age segundo o princípio da utilidade, tendo em vista o máximo benefício.[19]

Os principais códigos de ética e deontologia médicas, baseados numa perspetiva deontológica, são essencialmente normativos, dando maior destaque ao cumprimento dos deveres e obrigações enunciados do que ao caráter dos profissionais. Pellegrino (1989b) adverte que a aceitação passiva de normas deontológicas pode ser perigosa, se não for acompanhada de uma reflexão séria acerca dos princípios em que se fundamentam e recorda que as principais violações da ética profissional

---

[19] O utilitarismo é a versão mais divulgada da teoria ética consequencialista, segundo a qual a ação correta é a que irá produzir o melhor resultado para o maior número de pessoas. A maior parte das análises custo-benefício baseiam-se neste modelo.

resultam de falhas de caráter. O teólogo alemão Dietrich Bonhoeffer (1906-1945), escrevendo em 1940, resume com extraordinária lucidez e premonição os perigos de uma ética deontológica separada do caráter do agente moral, conforme se verificou na Alemanha nazi:

> O *caminho do dever* parece ser o mais seguro para se eximir à mole desorientadora das decisões possíveis. Aqui, o que foi ordenado apreende-se como o mais certo; a responsabilidade pela ordem recai sobre aquele que a profere, não sobre aquele que a executa. Mas quem se restringe à medida do dever nunca chega à ousadia da ação livre, que acontece por responsabilidade própria, a única ação que consegue atingir o mal no centro e vencê-lo. O homem do dever acabará por cumprir ainda o seu dever, mesmo diante do diabo (1949/2007: 49).[20]

A teoria utilitarista, proposta no século XIX pelos filósofos ingleses Jeremy Bentham (1748-1832), John Stuart Mill (1806-1873) e Henry Sidgwick (1838-1900), defende que a solução para os problemas éticos consiste em maximizar o bem e minimizar o sofrimento ao maior número de pessoas, numa relação de custo-benefício. Nesse sentido, é necessário determinar o que poderá ser considerado bom ou útil, em determinadas circunstâncias, bem como utilizar metodologias que permitam quantificar e comparar, entre esses itens anteriormente designados, os que terão mais valor ou interesse nessa situação (Solomon, 2004). Michel Renaud (2007) lamenta que, «numa sociedade altamente virada para a tecnologia, o critério que tende a prevalecer é o do útil, nomeadamente da utilidade visível e palpável. É neste sentido que o utilitarismo se torna sub-repticiamente a tese dominante de muitos conselhos de bioética».

Nas teorias éticas deontológica e consequencialista, a ênfase é colocada mais nas ações do que no agente, embora para Kant fosse determinante a intenção do indivíduo nos atos morais (VM: 9). Os consequen-

---

[20] Maria do Céu Patrão-Neves (2004) reforça esta ideia, ao afirmar que «não bastará, senão talvez do ponto de vista jurídico ou mesmo deontológico mas não certamente moral, justificar uma ação realizada como mero cumprimento da ordem recebida. Cada ação deve ser refletida, pensada».

cialistas consideram as intenções do agente moral secundárias, pois referem que, por vezes, as boas intenções podem dar origem a maus resultados e, pelo contrário, más intenções podem ter consequências positivas. Segundo este ponto de vista, nenhuma ação é intrinsecamente errada (VM: 169). Para os deontologistas os fins não justificam os meios e defendem que há certas ações que são sempre erradas, como por exemplo a traição, independentemente dos resultados (Slote, 2004).

Edmund Pellegrino (BHC: 111) afirma reiteradamente que o modo como cada pessoa interpreta e aplica um determinado princípio ou virtude depende, em última análise, do seu caráter. Em 1954, na Sociedade de Geografia, em Lisboa, Pasteur Valléry-Radot concluiu a sua Oração de Sapiência intitulada "Consagração da Medicina", afirmando que «a Medicina de nada valerá moralmente, socialmente e mesmo tecnicamente a não ser através do homem, do médico, que a exerce» (Macedo, 2000). Tom Beauchamp e James Childress, na 4.ª edição da sua obra *Principles of Biomedical Ethics* (1994: 502), reconhecem também que «praticamente todas as principais teorias éticas são unânimes em concluir que o elemento mais importante na vida moral de uma pessoa é um caráter sólido, que proporciona a motivação interna e a capacidade para fazer o que é bom e correto». É o caráter da pessoa que influencia o modo como determinado problema ético é encarado e quais os princípios e valores determinantes no processo deliberativo.

Para Pellegrino, a palavra *virtude* (do latim *virtute*) tem um sentido equivalente ao vocábulo grego *areté*, que significa excelência, ou seja, o cumprimento do propósito de determinada coisa.[21] Aristóteles define virtude como um traço de caráter de uma pessoa manifestado no agir habitual, estando a ser fiel ao sentido original do étimo *ethiké*, que significa caráter em grego (BHC: 113). Segundo Aristóteles, a virtude não é apenas um sentimento acerca do que é bom ou uma mera capacidade para se fazer uma escolha correta. É, acima de tudo, uma disposição voluntária para praticar o bem em todas as circunstâncias e não de modo ocasional, podendo ser cultivada pelo ensino e pela prática. Não é um simples reflexo condicionado, mas um hábito dirigido pela razão

---

[21] No seu sentido original, não era uma qualidade exclusiva dos seres humanos. A *areté* de um piano por exemplo, consiste em produzir música (HAUERWAS, 2004).

e aperfeiçoado pela experiência (VM: 5).[22] Este hábito tem uma qualidade teleológica, ou seja, tem em vista um determinado fim ou propósito, que é cumprir da melhor forma determinada tarefa. Pellegrino (VM: 6) considera que o ponto mais fraco e discutível do pensamento de Aristóteles é considerar que a virtude se encontra no meio-termo entre os excessos dos extremos, expresso no aforismo latino *in medio virtus*.[23]

Para este filósofo, existem virtudes intelectuais, que estão relacionadas com o conhecimento e a contemplação, e virtudes morais, relativas à conduta prática do homem.[24] O Estagirita argumenta que a finalidade do exercício das virtudes é viver uma vida boa ou feliz, que consiste em alcançar o pleno desenvolvimento da natureza humana. Define a felicidade (*eudaimonia*) como «um viver bem e um agir bem», que consiste em pôr em prática as virtudes e não apenas em possuí-las (Aristóteles, 2006). Aliás, o objetivo primordial da filosofia prática era e continua a ser ensinar a viver uma vida boa, sendo as virtudes indispensáveis para esse fim.

Fazendo uma síntese dos elementos mais importantes de uma ética das virtudes, tendo como base o período clássico-medieval, alicerçado principalmente nas obras de Aristóteles e Tomás de Aquino, Pellegrino define a *virtude* como um traço de caráter orientado para fins e propósitos específicos, como a excelência da razão e não dos sentimentos, e sendo passível de ser aprendida e aperfeiçoada pela prática (VM: 4-6).

Pellegrino (VM: 3-12) classifica a história do conceito de virtude em quatro grandes épocas, a saber: 1) Os períodos clássico e medie-

---

[22] De modo a distinguir a virtude do vício, possível na definição aristotélica, Edmund Pincoffs propõe que ela seja definida como «um traço de caráter manifestado na ação habitual, que é bom uma pessoa possuir» (RACHELS, 2004: 249). PLATÃO, em *A República*, foi o primeiro a descrever quatro virtudes cardeais, consideradas primárias: a sabedoria, a coragem ou força de ânimo, a temperança e a justiça. Mais tarde, Tomás de Aquino acrescentou a este conjunto as três virtudes teologais: a fé, a esperança e a caridade.

[23] Aristóteles considera p. ex. a coragem como o meio-termo entre a cobardia e a temeridade, sendo esta última a confiança excessiva ou desadequada à realidade. A moderação seria o meio-termo entre a insensibilidade e o excesso, e a generosidade o meio-termo entre a avareza e a prodigalidade. Para o Estagirita, a virtude seria o meio-termo ou justo meio entre os extremos, que seriam de evitar.

[24] As virtudes intelectuais ou dianoéticas compreendem a sabedoria (*sophia*), a ciência (*episteme*) e a prudência (*phronesis*).

val, durante os quais as virtudes eram a base e fundamento de toda a filosofia moral sustentada principalmente no pensamento aristotélico--tomista. Na Idade Média, com Tomás de Aquino, o conceito aristotélico de virtude integra-se no pensamento cristão; 2) Os períodos pós--medieval e moderno, nos quais a ética baseada nas virtudes continuava a ser considerada importante, mas foi modelada com o aparecimento de novos sistemas de filosofia moral, com destaque para a ética kantiana do dever e o consequencialismo de Bentham e Mill; 3) O período do positivismo analítico, em que se assistiu a um declínio da ética centrada nas virtudes bem como de uma ética normativa tradicional, resultante da influência de Maquiavel, Hobbes e Nietzsche; 4) Finalmente, o período atual, em que se verifica o ressurgimento da afirmação das virtudes como base da moralidade.

O político italiano do Renascimento Nicolau Maquiavel (1469-1527), na sua obra *O Príncipe,* publicada em 1513 e considerada um dos mais célebres tratados de política, recomenda o que um governante deve fazer para se manter no exercício do poder. Utiliza o termo *virtude* no sentido de prudência astuta, totalmente distinto do significado habitual de raízes aristotélicas.[25] Para Maquiavel, procurarmos viver de forma virtuosa num mundo onde muitos não o fazem põe em causa a própria sobrevivência. Na esteira de Maquiavel, como observa Pellegrino (VM: 10), «os médicos e advogados são cada vez mais da opinião de que a virtude e a ética são ideais utópicos, impossíveis de seguir na nossa sociedade de mercado, competitiva e burocrática». Este espírito maquiavélico, no sentido de se considerarem as virtudes um obstáculo ao sucesso e prosperidade, encontra-se presente numa compreensão puramente comercial dos cuidados de saúde.

---

[25] A *virtu* maquiavélica incorpora ainda as noções de poder, político e militar, coragem e virilidade. Há quem defenda (MATTINGLY, 1958) que *O Príncipe* é uma sátira política, retratando a tirania dos monarcas da sociedade florentina do tempo de Maquiavel e não a sua verdadeira filosofia de vida. Contudo, houve governantes que o levaram à letra, como o ditador fascista italiano Benito Mussolini (1883-1945), que classificou esta obra como «o guia supremo de um estadista». Para além da política, também na área da gestão há livros que defendem a mentira e outras práticas pouco éticas com base neste clássico da literatura.

ÉTICA DAS VIRTUDES

O pensador inglês Thomas Hobbes (1588-1678) desenvolveu uma filosofia moral baseada numa visão pessimista da natureza humana, distinta da perspetiva clássico-medieval, claramente otimista. Segundo este autor, as pessoas são motivadas por interesses egoístas, que se manifestam pelo desejo de preservarem a sua vida e desfrutarem do prazer, evitando a dor e a agressão de terceiros. Considera que é o interesse individual que determina o que é bom ou mau, sendo as virtudes e os vícios uma questão de preferência pessoal. Na sua opinião, a glória e o lucro deveriam ser as principais motivações humanas (VM: 44).

Maquiavel e Hobbes têm em comum uma opinião pessimista acerca do ser humano. Enquanto o primeiro se limitou a converter as virtudes em vícios, o segundo conceptualizou a noção de virtude de forma a conciliá-la com o interesse individual. Outros autores, na linha de Hobbes, tentaram definir as virtudes a partir da psicologia, da genética ou da cultura (VM: 149-152).

Friedrich Nietzsche (1844-1900), na esteira de Maquiavel e Hobbes, rejeita a moral tradicional, de marcada influência judaico-cristã, e considera que as virtudes se destinavam a simples mortais e não ao Homem Superior (*Übermensch*) que idealizou. Para este autor, a moderação e a justiça, por exemplo, não seriam virtudes mas vícios (VM: 11 e 18). Mais recentemente, a filósofa e escritora Ayn Rand (1905-1982), na obra *The Virtue of Selfishness*, publicada em 1964, defende o direito do ser humano beneficiar dos seus atos morais e condena a perspetiva tradicional acerca das virtudes por considerá-la contrária ao sucesso e à prosperidade económica.

Uma das limitações de uma teoria ética das virtudes é a diversidade de definições de bem e de virtude, bem como de cada uma das virtudes, nos diferentes sistemas filosóficos. Além do mais, mesmo quando existe consenso em relação a uma definição de "bem", esta teoria ética apresenta um raciocínio circular, na medida em que o bem é definido em função do que a pessoa virtuosa faz e a pessoa virtuosa é aquela que faz o bem (VM: 18).[26] Para se ultrapassar esta dificuldade conceptual e

---

[26] Outra limitação de uma teoria ética das virtudes, assinalada por Pellegrino (VM: 152), é a sua falta de especificidade, na medida em que não nos dá indicações sobre a melhor forma de resolver problemas éticos concretos. Apenas se sustenta que, de uma maneira

conferir a esta teoria força normativa, Pellegrino propõe que o conceito de virtude seja definido em função de um objetivo específico, naturalmente bom, que o agente moral procura alcançar. Nesse sentido, define *virtude* como um traço de caráter que dispõe a pessoa habitualmente para a excelência no desempenho da ação, em relação ao propósito ou *telos* específico para determinada atividade humana, e acrescenta que a finalidade da medicina, da enfermagem e de outras profissões da saúde consiste em restaurar a saúde do paciente.[27] Deste modo, podemos considerar que a ética das virtudes é teleológica no sentido clássico de ser estruturada em função dos propósitos específicos de determinada atividade, não no sentido consequencialista da utilidade.

Pellegrino afirma que é possível chegar-se a um consenso acerca do bem e das virtudes no contexto da ética profissional, a partir da natureza e propósito da medicina, baseada na fenomenologia do encontro clínico, ao contrário do que acontece em relação à ética em geral na sociedade atual, pluralista e secular, onde somos "estranhos morais", para usar a terminologia de Tristram Engelhardt Jr. Por outro lado, uma ética das virtudes baseada no *telos* da profissão pode ter força normativa e é menos suscetível a remodelações que diluam o compromisso ético profissional, ao contrário do que se verifica com uma ética deontológica, conforme se comprovou com as recentes revisões a que foi sujeita a Declaração de Genebra da Associação Médica Mundial.[28]

---

geral, a pessoa virtuosa estará disposta a agir de modo apropriado numa dada situação, recorrendo à virtude ou virtudes mais adequadas às circunstâncias. Uma outra limitação é a sua subjetividade, pois não é possível reconhecer qual é a verdadeira intenção do agente moral ao praticar determinada virtude (p. ex. agir de forma altruísta).

[27] O termo grego *telos* significava, para Aristóteles, o «sentido orientador».

[28] A Associação Médica Mundial (AMM) foi fundada em 1947 na sequência dos julgamentos de Nuremberga, em que vários médicos nazis foram condenados pelos seus crimes. Tem como missão «servir a humanidade defendendo os mais elevados padrões de qualidade na formação médica, ciência médica, prática e ética médicas, e prestação de cuidados a todas as pessoas do mundo». Os primeiros órgãos diretivos da AMM consideraram prioritária a elaboração de uma versão moderna do Juramento Hipocrático, que ficou conhecida por Declaração de Genebra, por ter sido aprovada nessa cidade. No entanto, nas últimas décadas, o texto desta declaração sofreu diversas revisões, a ponto da atual versão conter afirmações tão genéricas que só remotamente se assemelha ao Juramento de Hipócrates ou mesmo à versão original de 1948.

ÉTICA DAS VIRTUDES

Para Edmund Pellegrino, uma ética das virtudes tem por objetivo a procura da excelência, em que se pretende "acertar no alvo", ou seja, cumprir o propósito de realizar da melhor maneira determinada ação. Esse propósito é muito mais exigente do que o cumprimento de normas deontológicas ou obrigações legais, que o nosso autor denomina de "minimalismo ético", colocando o alvo num patamar mais elevado do que a simples observância da letra da lei (HP: 143-144).[29] Por outro lado, as ações das pessoas virtuosas não são realizadas para serem apreciadas ou recompensadas pelos outros, mas resultam da decisão de se agir retamente em todas as situações, tanto em público como em privado (VM: 179).

O nosso autor defende que o exercício da medicina segundo uma ética das virtudes se torna ainda mais premente numa sociedade onde certas práticas que se situam na "margem da moralidade", como por exemplo certas formas de empreendedorismo médico, são aceites, toleradas ou mesmo legais (BHC: 122-123). Na sua opinião, a maior diferença entre esta teoria ética e as teorias deontológica e consequencialista encontra-se na abordagem dos problemas éticos mais ambíguos e controversos. Os profissionais de saúde que regem os seus atos segundo uma perspetiva ética das virtudes, não irão participar em certas atividades acerca das quais a lei é omissa ou condescendente (VM: 169).

Pellegrino, na linha de Tomás de Aquino, identifica dois tipos de virtude: naturais e sobrenaturais. As virtudes naturais fazem parte da vida racional; as sobrenaturais adquirem-se pelo dom da fé. Todas as virtudes que considera fundamentais para o exercício da medicina, que descreveremos no próximo capítulo, são naturais. Das sobrenaturais, que os profissionais de saúde cristãos devem possuir, salienta o amor ou caridade, a fé, a esperança, a prudência, o cuidado e a compaixão (Pellegrino & Thomasma, 1996). Noutro ensaio, considera que

---

[29] As decisões éticas baseadas nas virtudes são exemplo de atos superrogatórios, ou seja, que estão para além do que é requerido por lei (VM: 166). Nenhum clínico será elogiado pelo cumprimento das normas e deveres que integram o Código Deontológico da Ordem dos Médicos, mas sim por procurar a excelência ética e moral na sua conduta. Porém, uma limitação da teoria ética das virtudes é precisamente a dificuldade em se distinguir uma ação obrigatória de uma superrogatória.

somente o recurso às fontes de autoridade moral da fé cristã permite uma visão mais abrangente e completa dos propósitos da medicina e de outras áreas do conhecimento, sendo a fé e a razão duas faces da mesma moeda (Pellegrino, 1989a).

Há também uma distinção entre realizar uma ação virtuosa e agir segundo uma ética das virtudes. Por esse motivo, em todas as definições de *virtude* encontramos referência a que se trata de um hábito ou atitude regular e não de uma atividade isolada ou pontual. Alasdair MacIntyre (2007: 198) refere que «não podemos ser verdadeiramente corajosos ou honestos se o formos apenas de vez em quando». Nesse sentido, do ponto de vista moral há uma enorme diferença entre dizer a verdade para obedecer a um dever (numa perspetiva deontológica) ou porque é mais conveniente (numa ótica utilitarista) e ser honesto, sejam quais forem as circunstâncias.[30] Esta última atitude é a defendida pela teoria ética das virtudes.

Segundo Pellegrino (2002b), há três abordagens principais na aplicação do modelo das virtudes aos problemas da ética biomédica. Uma delas consiste em limitar a tomada de decisões a uma perspetiva baseada nas virtudes, ignorando ou rejeitando todas as outras. Outra, situada no extremo oposto, recorre a este modelo como mais um recurso entre muitos. A posição que defende considera a metodologia baseada numa ética das virtudes indispensável, devido ao papel central do agente moral no processo deliberativo, mas que precisa de ser enriquecida e complementada com outras teorias éticas. O filósofo norte-americano James Rachels (2004: 268) defende mesmo que se deveria considerar «a teoria das virtudes como parte de uma teoria geral da ética e não como uma teoria completa em si».

Daniel Serrão (1996b) salienta também a necessidade de uma interação entre uma ética deontológica e uma ética de virtudes, ao referir que os princípios éticos

---

[30] Embora não da forma cega e obsessiva defendida por Kant, que admitia ser necessário dizer a verdade mesmo a um assassino que nos interrogasse acerca do paradeiro da sua vítima potencial (JAMETON, 2004).

só podem ser validamente usados para as decisões éticas, na prática médica, quando os médicos que os usam forem homens virtuosos. Em contrapartida, os médicos virtuosos não devem pensar que a sua ciência, servida pela sua virtude, os dispensa de respeitarem ou até de reconhecerem a natureza particular da sua relação com os doentes, que os princípios definem numa síntese feliz.

A existência de um novo Código Deontológico, aprovado pela Ordem dos Médicos em 2009, de uma Carta Europeia de Ética Médica, adotada em 2011, bem como o papel regulador da atividade profissional dos médicos, por parte da Ordem e de outras entidades, não asseguram que a atuação dos clínicos seja sempre bem intencionada e em respeito para com as *leges artis*, pois o elemento basilar do exercício da profissão é, como sempre foi, o caráter do médico, sendo as virtudes o eixo moral da sua atividade.

Bioética e valores

A bioética surgiu há quarenta anos como resultado da necessidade sentida de se refletir sobre as implicações de natureza ética suscitadas pelo extraordinário progresso científico e tecnológico, que se verificou principalmente a partir das décadas de cinquenta e sessenta do século XX. Os referenciais éticos tradicionais, de raízes hipocráticas, foram considerados insuficientes, pois não impediram a ocorrência de abusos na experimentação humana em sociedades culturalmente desenvolvidas como os EUA, para além das atrocidades cometidas em nome da ciência na Alemanha nazi (Archer, 1996). Conforme refere Maria do Céu Patrão Neves (1996), «a bioética estabelece-se com uma exigência de fundamentação, garante da sua objetividade, e com uma necessidade normativa, garante da sua eficácia».

Um dos aspetos que distingue a bioética da ética médica tradicional é também a importância atribuída à contribuição de filósofos, teólogos e juristas, bem como outros grupos profissionais da área da saúde, para além dos médicos, no debate de ideias. Esta abordagem transdisciplinar que a caracteriza resultou da constatação de que as decisões acerca da saúde eram demasiado complexas e ponderosas para serem deixadas exclusivamente nas mãos dos médicos (Patrão Neves & Osswald,

2007). Pellegrino (2008a), ainda que reconheça e valorize a natureza interdisciplinar da bioética, defende que a filosofia moral deve ser a disciplina basilar desta nova área do conhecimento, ou seja, realça o componente ético da bioética sem ignorar o componente biológico. Por outro lado, chama a atenção que a transdisciplinaridade da bioética não deve sonegar o seu caráter normativo, pois considera fundamental que se tomem decisões concretas e não se fique apenas pelo debate teórico de ideias.

O conceito de bioética de André Hellegers (1926-1979) como ética biomédica, que emergiu na Universidade de Georgetown, tem ocupado um lugar central na reflexão desta nova área do conhecimento, tanto nos EUA como em muitos outros países. Só nos últimos anos tem sido dada maior importância à bioética ambiental e a outros domínios, numa perspetiva global mais próxima da visão original de Van Rensselaer Potter (1911-2001), docente da Universidade de Wisconsin. Ainda que a obra de Pellegrino tenha sido desenvolvida a partir do conceito de bioética como ética dos cuidados de saúde, como seria de esperar do sucessor de Hellegers no Kennedy Institute, nos últimos anos a sua definição de bioética é mais próxima da conceção potteriana (Pellegrino, 2000).

Na primeira edição da *Enciclopédia de Bioética,* publicada em 1978, Warren T. Reich define esta nova área do saber como sendo o «estudo sistemático da conduta humana, no âmbito das ciências da vida e da saúde, examinado à luz de valores e princípios morais» (Sgreccia, 2009: 31).

A palavra *valor* (*axios* em grego e *valere* em latim) significava originalmente o custo ou preço de um objeto ou bem de consumo. Considerava-se, no mundo antigo greco-romano, que não havia distinção entre o ser e o valer. O valor de uma coisa, ou seja, a característica que a tornava valiosa ou estimável, era intrínseca e inseparável da realidade. Este significado do termo continua a ser válido, embora o seu uso mais frequente designe a qualidade inerente a um bem ou serviço, que traduz o seu mérito ou utilidade. Podemos assim diferenciar entre valores instrumentais, i.e. que são um meio para determinado fim (como a coragem ou a honestidade), e valores últimos, que têm qualidade intrínseca (como a vida ou a liberdade).

Na definição de Michel Renaud (1994), «o valor é o conteúdo de uma motivação.» Distingue entre valor ético e moral, que implica a existência de um dever ou obrigação, e valores de outra natureza, como os estéticos ou culturais. Os valores estão também relacionados com a nossa experiência de vida. Segundo o filósofo francês Paul Ricoeur, são qualidades que captamos pelos sentimentos. Max Scheler refere que há valores sensoriais, valores orgânicos (como a vida ou a saúde), valores pessoais, valores sociais, valores culturais e valores espirituais (Ogletree, 2004). Para Edmund Pellegrino (2003a),

> os valores são atribuições pessoais de importância ou interesse relacionados com objetos, pessoas ou ideias. Sendo pessoais, são importantes e devem ser tidos em conta no discurso ético. No entanto, não têm o mesmo peso que as normas, princípios, deveres ou obrigações [...] e as suas limitações devem ser reconhecidas.

Noutro ensaio, afirma que circunscrever o debate ético a um conflito de valores não é mais do que transformar a reflexão ética numa simples troca de opiniões (Pellegrino, 2000). Importa, por conseguinte, ir mais além e procurar fundamentar os diferentes argumentos em algo mais sólido e permanente, como uma teoria filosófica de base.

Segundo a historiadora norte-americana contemporânea Gertrude Himmelfarb (1996), foi apenas no século XX que se assistiu a uma relativização acentuada dos fundamentos da moralidade, de tal forma que as virtudes tradicionais foram substituídas pelos valores. Na sua opinião, esta transmutação foi a maior revolução filosófica da modernidade, sendo Friedrich Nietzsche, principalmente na sua obra *A Genealogia da Moral*, o principal protagonista desta mudança de paradigma. No início do século XX, Max Weber (1864-1920), um dos fundadores da sociologia moderna, foi quem utilizou mais amplamente o termo *valor(es)* embora, ao contrário de Nietzsche, sem desígnios niilistas.

No seu livro sobre *a Sociologia da Religião*, de 1920, Weber utiliza a palavra *virtude* apenas quando alude às virtudes religiosas, e esta conotação redutora e por vezes pejorativa do termo prevaleceu até aos nossos dias (Himmelfarb, 1996: 20).[31] Todavia, enquanto que as virtudes

---

[31] Himmelfarb (1996: 15) menciona ainda que, na sociedade atual, a ideia que muitas pessoas têm de virtude está relacionada com a moral sexual, sendo entendida como castidade ou fidelidade conjugal.

são consideradas (com as notáveis exceções de Maquiavel, Hobbes e Nietzsche, já referidas) hábitos ou comportamentos salutares e meritórios que transcendem a pessoa, os valores nem sempre comportam o mesmo significado. Aliás, podem nem sequer ser virtudes, mas apenas sentimentos, opiniões, crenças, preferências ou convenções sociais. Trata-se daquilo que uma pessoa, um grupo de pessoas ou uma comunidade valorizam, tendo assim um caráter subjetivo e circunstancial. Conforme salienta Himmelfarb (1996: 12), «não se pode dizer acerca das virtudes, como se diz acerca dos valores, que a virtude de alguém é tão boa como a de outra pessoa, ou que toda a gente tem direito às suas próprias virtudes. Apenas os valores expressam neutralidade moral». Também para Daniel Serrão (2006), «é preciso propor virtudes, quanto possível incarnadas e não os valores abstratos, laboriosamente criados por gerações de filósofos».

Deste modo, para sermos fiéis ao conceito de *virtude* defendido por Pellegrino, enraizado no pensamento aristotélico-tomista, não poderemos substituí-lo pelo de *valor*, que apesar de mais divulgado na linguagem quotidiana, mais popular e até "politicamente correto", não acarreta o mesmo significado. Reconhecemos, todavia, que no debate ético contemporâneo a evocação dos valores se refere habitualmente a valores morais, que correspondem de certo modo às virtudes como as que descrevemos no capítulo seguinte, no contexto da medicina (Gert, 2004). Poderíamos assim resumir a nossa dissertação sobre este tópico referindo que todas as virtudes são valores, mas nem todos os valores podem ser considerados virtudes.

De uma ética principialista a uma ética das virtudes
Edmund Pellegrino (1995b) identifica três causas principais que, na sua opinião, levaram ao declínio da ética das virtudes na sociedade contemporânea. Em primeiro lugar, a proposta do filósofo Tom L. Beauchamp e do teólogo James F. Childress de um modelo ético baseado em princípios, apresentado no seu célebre tratado *Principles of Biomedical Ethics*, editado em 1979, que se veio a revelar extremamente popular entre os profissionais de saúde. Em segundo, as profundas transformações sociais e políticas que ocorreram nas sociedades democráticas, permitindo uma maior participação dos cidadãos nas decisões públicas,

ÉTICA DAS VIRTUDES

a par de uma desconfiança crescente para com as autoridades e uma valorização da autonomia das pessoas. Em terceiro lugar, a perda do consenso entre filósofos e teólogos, anteriormente existente, acerca da relevância do modelo vigente da ética profissional, alicerçado na tradição hipocrática.

De acordo com o modelo principialista, é possível fundamentar a deliberação ética, na área dos cuidados de saúde, mediante princípios gerais, sem necessidade de se recorrer a uma teoria filosófica de base como a deontologia ou o consequencialismo. Para Beauchamp e Childress (2008), há quatro princípios basilares que devem orientar as decisões médicas: a beneficência, a não-maleficência, o respeito pela autonomia e a justiça. Para estes autores, estes princípios representam a moralidade comum ou o mínimo denominador comum que permitem o consenso nas decisões éticas, nas atuais sociedades democráticas e pluralistas do mundo ocidental. Os princípios do respeito pela autonomia e o da justiça são os que mais se afastam da ética hipocrática tradicional.

O modelo principialista desenvolveu-se a partir do "Relatório Belmont", elaborado pela National Commission for the Protection of Human Subjects of Biomedical and Behavioral Research e publicado em 1978, na qual Beauchamp participou. Nesse documento, resultante de uma reflexão ética dirigida ao campo da experimentação humana, foram propostos três princípios orientadores: o princípio do respeito pelas pessoas envolvidas na experimentação, o princípio da beneficência, que incluía a noção de não-maleficência, e o princípio da justiça. Beauchamp e Childress pretenderam com o seu livro *Principles of Biomedical Ethics*, alargar a proposta do "Relatório Belmont" a toda a ética biomédica.

O principialismo inspira-se em duas teorias éticas principais: o consequencialismo, apreciado por Beauchamp, em que se procuram justificar as decisões em função das suas previsíveis consequências, e a deontologia, preferida por Childress, em que se enfatiza o cumprimento de deveres ou obrigações previamente definidos, como o respeito pela dignidade humana (Sgreccia, 2009: 227). Para ultrapassarem algumas dificuldades conceptuais, nomeadamente a falta de consenso acerca da natureza do bem e das fontes de moralidade nas sociedades contemporâneas, recorreram à metodologia adotada pelo filósofo escocês

William David Ross (1988) na obra *The right and the good,* considerando os quatro princípios como sendo *prima facie.* O dever ou obrigação *prima facie,* expressão latina que significa "à primeira vista" ou "em igualdade de circunstâncias", consiste num dever que se deve cumprir, a menos que, numa determinada situação, entre em conflito com outro mais importante. No entanto, nos casos de conflito entre os vários princípios, o que se verifica na prática é que o do respeito pela autonomia do paciente assume quase sempre a primazia.

Um dos fatores que contribuíram para a rápida disseminação da doutrina principialista foi a realização anual de um curso intensivo de Bioética no conceituado Kennedy Institute of Ethics, desde 1974 até ao presente, uma vez que tanto Beauchamp como Childress integram habitualmente o corpo docente desta formação.[32] Ao longo dos anos, têm participado neste evento centenas de profissionais de saúde, filósofos, teólogos, juristas e académicos dos diferentes estados dos EUA e de muitos países do mundo. Um dos principais atrativos desta abordagem é a sua simplicidade metodológica, acessível a qualquer pessoa, mesmo aos que não receberam formação específica em filosofia ou em bioética.

Apesar das reconhecidas limitações do principialismo, nenhum trabalho sério no campo da bioética poderá ignorar este modelo, dada a sua influência significativa nos países de expressão anglófona e no debate ético à escala mundial. Por esse motivo, iremos tecer algumas considerações à proposta de Beauchamp e Childress à luz da perspetiva de Pellegrino, confrontando-a com o modelo da beneficência e a ética das virtudes. Para o bioeticista norte-americano Justin Oakley (2001), o recente interesse pela teoria ética das virtudes resultou, em grande medida, das deficiências identificadas na metodologia principialista.

O princípio da justiça
A justiça pode ser considerada uma virtude e um princípio. Como virtude pode ser definida como o hábito de dispensar ou retribuir ao(s)

---

[32] TOM BEAUCHAMP é Professor de Filosofia no Kennedy Institute of Ethics da Universidade de Georgetown. JAMES CHILDRESS é docente na Universidade de Virginia, mas colabora com o Kennedy Institute há muitos anos.

outro(s) o que lhe(s) é devido (VM: 92). Como princípio, estabelece que todas as pessoas sejam tratadas de igual modo, apesar das suas diferenças, compreendendo as noções de equidade, igualdade de oportunidades e não-discriminação. Conforme observa Pellegrino, há também um elemento de justiça em cada um dos outros princípios, pois temos a obrigação de não causar dano a outras pessoas (princípio da não-maleficência); de fazermos o bem sempre que possível (princípio da beneficência) e de respeitarmos a sua autonomia (princípio do respeito pela autonomia), apesar de colocar limites salutares ao exercício da autonomia dos pacientes, bem como dos profissionais de saúde. A virtude da justiça impedirá que o médico ou o paciente imponham o seu sistema de valores ao outro, no que designa de "absolutização" da autonomia (VM: 96).

Alguns dos exemplos que Pellegrino (idem) apresenta, em que os princípios da justiça e o do respeito pela autonomia colidem, são a recusa de um doente seropositivo para o HIV comunicar o seu estado clínico ao seu parceiro(a) sexual ou a exigência de um doente para ser submetido a uma intervenção médica ou cirúrgica que envolva verbas avultadas e benefícios incertos. Ambas as situações são, na sua opinião, eticamente reprováveis.

Para David Thomasma (1985), a perspetiva europeia da bioética privilegia o princípio da justiça, pois dá mais valor ao sentido social e comunitário do que ao individualismo e autonomia da pessoa, mais desenvolvidos no contexto norte-americano.

O princípio do respeito pela autonomia

John Locke (1632-1704), o filósofo inglês que estabeleceu os fundamentos da teoria dos direitos humanos, desenvolveu o conceito de autonomia numa perspetiva de proteção dos cidadãos do poder do Estado, enquanto Immanuel Kant o entendeu como sendo a capacidade que o ser humano racional tem de estabelecer as suas próprias leis universais. Na atualidade, o entendimento do conceito da autonomia é mais amplo e abrangente do que o proposto por Kant. O princípio do respeito pela autonomia indica que as pessoas devem poder viver de acordo com as suas decisões autónomas, i. e. livres de coerção, desde que o exercício desse princípio não colida com os direitos de terceiros. Como refere

Javier Gafo (2011: 35), «o que realça o princípio de autonomia é o respeito pela pessoa, pelas suas próprias convicções, opções e escolhas, que devem ser protegidas, inclusive de forma especial, pelo facto de estar doente».

Segundo Pellegrino (BHC: 11), algumas mudanças que se verificaram, nos últimos anos, na relação assistencial médico-paciente, contribuíram para a importância conferida ao princípio do respeito pela autonomia. As mais significativas incluem o papel cada vez mais ativo do paciente no processo deliberativo, os enormes avanços científicos e tecnológicos no exercício da medicina, que aumentaram substancialmente a complexidade e incerteza das decisões, e a intervenção crescente de agentes económicos e políticos na tomada de decisão médica. Neste contexto, o princípio do respeito pela autodeterminação do paciente poderá ser um fator de correção necessário e indispensável para proteger a hierarquia de valores de cada ser humano e a sua dignidade e integridade como pessoa. Confere ao doente o direito de tomar decisões (autónomas) acerca de tratamentos e intervenções que lhe são propostos, evitando situações de abuso de poder ou excesso de zelo por parte dos profissionais de saúde, que muitas vezes consideram o bem do ponto de vista biomédico como sendo equivalente ao bem do paciente individual (VM: 55).

Uma das consequências positivas do reconhecimento do princípio do respeito pela autonomia do paciente foi a introdução do imperativo legal de obtenção de um consentimento informado antes de qualquer procedimento médico ou cirúrgico eletivos (Patrão Neves, 1996). No entanto, teve igualmente consequências negativas, a principal das quais foi suscitar o aparecimento de novos modelos no relacionamento médico-paciente, como o comercial e o contratual, baseados na autonomia e distintos do modelo tradicional de raízes hipocráticas. Pellegrino (1994a) assinala que a autonomia do paciente tem limites e recorda que, em todas as sociedades, há restrições à autonomia e liberdade das pessoas em prol do bem comum, como é o caso dos programas de vacinação ou dos limites de velocidade. Além disso, se o paciente solicitar algo que prejudique a sua saúde ou atrase a sua recuperação, viole a consciência do médico ou ponha em causa o *ethos* da profissão, tal pedido não deverá ser satisfeito.

O princípio da beneficência

A beneficência é um princípio milenar, presente em todos os principais códigos de ética médica profissional desde a Antiguidade, que determina que se deve procurar sempre promover o bem do paciente.[33] Para o nosso autor, o princípio da beneficência é mais importante que o princípio da não-maleficência, pois envolve uma atitude positiva pró-ativa, no sentido de se procurar o restabelecimento ou melhoria do estado de saúde do doente, minorar a incapacidade motivada pela doença, e aliviar a dor, ansiedade e sofrimento. Na sua opinião, este princípio deverá estar presente em todas as decisões médicas, mas é fundamental nas situações de maior diminuição da autonomia dos pacientes (BHC: 137).

Pellegrino (1994a) refere que o exercício da medicina de acordo com o modelo da beneficência é o único que tem em conta, de forma mais completa e abrangente, as várias dimensões do bem do doente. Não colide com o princípio da autonomia, mas pelo contrário reconhece e respeita a autodeterminação do paciente, de maneira que, na sua opinião, estes dois princípios não são antagónicos mas complementares, agindo conjuntamente para o bem do paciente. A aplicação do princípio da beneficência sem ter em conta a autonomia do doente poderá levar ao paternalismo médico, enquanto que a utilização do princípio do respeito pela autonomia sem incluir o da beneficência, mina a relação de confiança que deverá existir no encontro clínico, ainda que um certo grau de paternalismo seja útil e necessário em situações de emergência (BHC: 61).

A proposta de Pellegrino de um modelo de beneficência em confiança na relação médico-paciente, é a que permite uma melhor articulação entre os princípios da autonomia e da beneficência. Este modelo é distinto do paternalismo da velha guarda, bem expresso em diversas obras literárias, na medida em que confere liberdade ao doente para exprimir as suas opiniões, levantar dúvidas e participar ativamente na tomada de decisão, tal como propõe a doutrina do consentimento infor-

---

[33] Distingue-se da virtude da benevolência, que representa um traço de caráter que consiste em desejar fazer o bem e que PELLEGRINO (2002b) inclui na sua lista de virtudes importantes para o exercício da profissão médica.

mado. Deste modo, as intervenções dos profissionais de saúde que não respeitem a autonomia dos pacientes não podem ser consideradas beneficentes (Thomasma, 1990).

No princípio da beneficência, Pellegrino (BHC: 26) identifica vários graus de compromisso para com o bem do paciente, entre dois extremos opostos. O primeiro corresponde ao princípio da não-maleficência, expresso no aforismo hipocrático *primum non nocere,* que se traduz no dever de não causar dano ou prejuízo aos outros, seja de modo intencional ou negligente. Trata-se, segundo o nosso autor, de uma interpretação minimalista, pois não prejudicar as outras pessoas constitui uma obrigação de qualquer sociedade civilizada e não é exclusiva das profissões da saúde. O segundo nível de beneficência envolve uma participação mais ativa do médico, no sentido de prevenir o infortúnio dos doentes ou da sociedade em geral, nomeadamente através de medidas de saúde pública, como por exemplo, a obrigatoriedade de utilização de capacetes pelos condutores de motociclos ou a proibição de fumar em locais públicos fechados. Num nível superior, Pellegrino (idem) discorre sobre o facto do exercício da medicina incluir algum grau de altruísmo ou abnegação, na medida em que poderá envolver situações de risco, como por exemplo, o tratamento de portadores de doenças infeto-contagiosas. O nosso autor sublinha que, sem este sentido de responsabilidade, a medicina perde o seu estatuto de profissão e vocação e passa a ser um simples serviço qualificado que é prestado ao paciente ou à sociedade. Alude à personagem do médico Bernard Rieux, no romance de Camus *A Peste,* como exemplo deste grau de altruísmo, mas esclarece que não é exigido o nível de abnegação sacrificial em benefício de outrem que caracterizou a vida de Albert Schweitzer (1875-1965) ou Madre Teresa de Calcutá (1910-1997) e que corresponderá à interpretação maximalista do princípio da beneficência.

Numa reflexão sobre as violações da ética médica profissional durante o regime soviético, Pellegrino (1995a) sublinha que qualquer serviço de saúde que não tenha como prioridade o bem do paciente torna-se permeável à corrupção, sendo indispensável que a ética profissional seja independente de pressões políticas.

O paradigma das virtudes

As dificuldades suscitadas pela aplicação do modelo principialista a situações clínicas concretas, devido à ausência de um método coerente de articulação e hierarquização entre os quatro princípios, levou ao aparecimento de outros modelos teórico-práticos. O modelo casuísta de Jonsen e Toulmin, proposto em 1988 para fazer face à excessiva teorização do principialismo, através da tentativa de deliberar a partir de casos clínicos concretos e não de generalizações, também não é, segundo Pellegrino (1993), devidamente acompanhado de uma sólida fundamentação e, por conseguinte, acaba por procurar a obtenção de consensos e padecer do mesmo óbice que procura solucionar. H. Tristram Engelhardt Jr. (1986), em *The Foundations of Bioethics*, defende a primazia da autonomia sempre que haja conflito entre os princípios, e é esta orientação que tem prevalecido, principalmente nos países anglófonos.

Para Pellegrino, o principialismo baseia-se em pressupostos teóricos, que se procuram adaptar à realidade, quando o ponto de partida para a reflexão ética deveria ser a fenomenologia da relação interpessoal médico-paciente.[34] Por outro lado, defende que no mundo real da medicina não existem princípios morais absolutos, como a autonomia ou a justiça, a não ser agir em benefício do doente (BHC: 46).

Outra debilidade do modelo principialista é não partir de uma fundamentação bem estruturada e mais consistente do que a chamada "moralidade comum" a que Beauchamp e Childress aludem, o que transforma o ato de deliberação meramente procedimental, para além da supremacia dada ao princípio da autonomia nas sociedades democráticas ocidentais (Oliveira e Silva, 2009). Como aponta Pellegrino (2005), a moralidade comum pode mudar com o tempo, com a cultura e com as circunstâncias políticas e sociais.

Conforme refere o bioeticista italiano Elio Sgreccia (2009: 253), «a formulação dos princípios sem uma fundamentação ontológica e antropológica torna-os estéreis e confusos». Na opinião de Pellegrino (VM: 59), de modo a colmatar as reconhecidas deficiências do modelo

---

[34] Esta abordagem faz todo o sentido numa reflexão ética no âmbito dos cuidados de saúde, embora reconheçamos que dificilmente poderá ser aplicada numa análise bioética que extravase a ética biomédica.

principialista, esta metodologia deveria ser complementada por outras teorias éticas, como a ética das virtudes, até porque não enfatiza devidamente o caráter do agente moral no processo deliberativo.

Para o nosso autor (BHC: 118), o bom médico ou médico virtuoso é aquele que possui e põe em prática as virtudes que contribuem para o propósito da medicina, sempre que necessário e sem esperar reconhecimento ou retribuição, ainda que nem todas sejam imprescindíveis em cada encontro clínico. Recorda que há muitas pessoas que admiramos nas várias profissões que, não sendo santos nem heróis, manifestam na sua vida pessoal e profissional uma conduta que suplanta o que é requerido pelos códigos de ética, ou seja, que está para além do que é proposto por uma ética deontológica (VM: 172).

Considera também que o clínico virtuoso procurará agir de forma moralmente escorreita não apenas no desempenho da profissão, seja no relacionamento com doentes, colegas e outros profissionais de saúde, mas também nas outras esferas da vida em sociedade, assim como na família e com os amigos, de uma forma coerente e integral tanto em público como em privado (VM: 176).

Segundo Pellegrino (2006a), qualquer um de nós, quando estiver doente, não estará preocupado em saber se o médico que o vai tratar segue um modelo principialista ou uma teoria ética deontológica ou utilitarista. Aquilo que realmente nos importa, nessas circunstâncias, é saber se se trata de alguém em quem podemos confiar, que irá trabalhar para o nosso bem de forma compassiva e tendo em conta as nossas escolhas e opinião. Se tal acontecer, significa que o médico estará a agir segundo um modelo baseado nas virtudes e no princípio da beneficência, que considera ser o princípio fundamental de toda a ética médica.

Desta forma, o exercício da medicina assente no paradigma das virtudes é fundamental para uma prática médica mais humanizada e que tenha em conta o melhor interesse dos pacientes, e contribuirá também para contrabalançar a hegemonia e aridez do principialismo. Uma vez que o propósito da medicina tem permanecido inalterável desde os tempos de Hipócrates, o nosso autor (VM: 60) está convicto de que as virtudes que considera essenciais para a prática médica, apresentadas no capítulo seguinte, continuarão a ser pertinentes ao longo das próximas gerações.

Capítulo V
As virtudes no exercício da medicina

«Sow a thought, and you reap an act; Sow an act, and you reap a habit; Sow a habit, and you reap a character; Sow a character, and you reap a destiny».

SAMUEL SMILES (1812-1904)

James Drane (1988), um dos pioneiros da bioética nos EUA e América Latina, na obra *Becoming a Good Doctor: The Place of Virtue and Character in Medical Ethics* propõe como virtudes fundamentais do médico a benevolência, a sinceridade, o respeito, a amabilidade e a justiça. Beauchamp e Childress (2008) destacam cinco virtudes na atividade dos profissionais de saúde: a compaixão, o discernimento, a probidade, a integridade e a responsabilidade. Pedro Laín Entralgo (1969/2003) considera a amizade (*philía*) uma virtude particularmente relevante no contexto clínico, que engloba os conceitos de benevolência, beneficência e confiança.

Para Edmund Pellegrino (VM), a fidelidade à promessa, a compaixão, a prudência, a justiça, a coragem, a moderação, a integridade e o altruísmo, são traços de caráter fundamentais em todos os que se dedicam à prestação de cuidados de saúde. A escolha destas oito virtudes e a sua aplicação à prática médica resultou de uma reflexão teleoló-

QUE MÉDICOS QUEREMOS?

gica e fenomenológica realizadas no âmbito da filosofia da medicina. Todas estas virtudes estão relacionadas com os propósitos da medicina e podem ser identificadas no encontro clínico:

> Estes traços de caráter são incluídos não por serem excelentes, pois eles são excelentes porque são essenciais para se cumprirem os objetivos e propósitos da medicina. Esses propósitos decorrem da realidade do encontro clínico e não de convenções sociais, consensos ou acordos (Pellegrino, 2003a: 7).

Noutras publicações, Pellegrino (1995b; 2002b) menciona ainda a benevolência, o cuidado, a honestidade intelectual, a humildade e a veracidade, e salienta que outras virtudes poderiam também ser acrescentadas. Uma vez que estas virtudes foram identificadas a partir da relação assistencial médico-paciente, encontramos em todas elas um componente relacional. Além disso, o autor em análise (VM: xiv) explica que utiliza a medicina como paradigma, mas que a maior parte das considerações que apresenta se aplicam igualmente à enfermagem e a outras profissões da saúde. Por outro lado, refere que quanto mais generalista for a atividade profissional (como acontece nas especialidades de Medicina Geral e Familiar, Medicina Interna ou Cirurgia Geral) mais necessário se torna o recurso às diferentes virtudes do que em especialidades mais técnicas ou não clínicas, mas em todos os ramos da medicina pelo menos algumas destas virtudes devem estar presentes (BHC: 119).

No relatório *Doctors in society: Medical professionalism in a changing world*, elaborado por um grupo de trabalho do Royal College of Physicians do Reino Unido, é enfatizado o papel das virtudes no exercício da medicina, que é considerada uma vocação e não um mero trabalho ou ocupação. Pode ler-se nesse documento, publicado em 2005:

> Na sua atividade quotidiana, os médicos assumem o compromisso de agirem com integridade, compaixão, altruísmo, excelência, atualizarem os seus conhecimentos ao longo da vida e trabalharem em parceria com membros das equipas de saúde. Estes valores, que sustentam a ciência e a prática da medicina, formam a base do contrato moral entre a classe médica e a sociedade.

AS VIRTUDES NO EXERCÍCIO DA MEDICINA

Iremos seguidamente analisar cada uma das principais virtudes que Pellegrino considera indispensáveis para o exercício da profissão médica, pela ordem em que são apresentadas na obra seminal *The Virtues in Medical Practice*. O autor (1995b) adverte que estas oito virtudes não se encontram descritas por ordem de importância, mas cooperam conjuntamente para o propósito da medicina, que se traduz no restabelecimento da saúde do doente. A observância destas virtudes contribuirá significativamente para minorar a reconhecida falta de humanização dos serviços de saúde, que constitui o problema ético mais candente do exercício da medicina (Osswald, 2007).

Fidelidade à promessa

Tanto no livro *The Virtues in Medical Practice* como noutras publicações, Pellegrino (VM: 65) inicia a sua descrição das virtudes médicas começando pela fidelidade à promessa (*fidelity to trust*). Podemos definir esta virtude como sendo o compromisso ou fidelidade à promessa que o médico jurou solenemente cumprir, de colocar os seus conhecimentos e competências ao serviço do bem do doente, com base num relacionamento de confiança entre ambos. Paul Ricoeur (1990) utiliza a expressão "pacto de cuidados" para transmitir o mesmo conceito.

Segundo Isabel Renaud (2010), a confiança «consiste, por parte do ser que confia, na aceitação espontânea de uma dependência para com uma pessoa que trata dele de modo benevolente, de tal modo que ele vive na espera do seu cuidado permanente».[35] Na prática clínica esta relação de confiança, que tal como Michael Balint (1957/1998) referia tem um valor terapêutico intrínseco, inclui também o cumprimento cabal de algumas promessas mais triviais (p. ex. volto mais tarde para falar consigo) que, se forem feitas, deverão ser cumpridas.

Para Pellegrino (VM: 68), confiarmos em alguém implica tornarmo-nos vulneráveis e dependentes das boas intenções da pessoa em quem depositamos confiança. Tal facto é ainda mais notório e de consequências mais profundas, quando nos encontramos em estados ou fases da

---

[35] Na obra *Trust: The Social Virtues and the Creation of Prosperity*, o pensador norte-americano FRANCIS FUKUYAMA (1995) defende a tese de que a prosperidade económica das nações depende das "virtudes sociais", das quais a mais importante é a confiança entre as pessoas.

vida de maior dependência e debilidade, como acontece na doença, na infância ou na velhice. Nem os próprios médicos, quando doentes, estão imunes a esta diminuição da autonomia, em que a sua capacidade de discernimento e objetividade estão comprometidas. Se procuramos ajuda em caso de doença, que poderá envolver ansiedade, dor ou sofrimento, somos "obrigados" a confiar que os profissionais a quem recorremos terão assumido o compromisso solene (*fidelity to trust*) de cuidar de nós e que irão proteger a nossa vulnerabilidade (VM: 65).

Segundo o nosso autor (idem), para que um paciente recorra voluntariamente aos serviços de saúde deverá, em primeiro lugar, ter confiança na ciência médica (o que denomina de confiança no sistema), do mesmo modo que um passageiro confia na aeronáutica ou numa companhia aérea quando viaja de avião.[36] No entanto, dada a especificidade e natureza da relação clínica, deverá existir também confiança na pessoa do médico, em termos de competência e qualidades humanas, e não apenas no sistema de saúde em geral. Por esse motivo é que, nas sociedades desenvolvidas, e excluindo as situações de urgência, é habitualmente mais fácil escolhermos o médico que nos irá tratar do que o piloto que nos conduzirá numa viagem aérea. Diversos estudos apontam como relevantes para a adesão do doente a uma terapêutica, muitas vezes imprescindível para garantir a sua rápida recuperação, não só a confiança deste no tratamento prescrito como também a sua confiança no médico e nos cuidados de saúde em geral (Osterberg & Blaschke, 2005).

Na relação médico-paciente a confiança é na verdade fundamental, porque são relativamente poucas as situações do quotidiano em que facultamos acesso à nossa intimidade a um estranho (neste caso o médico), a quem confiamos o nosso corpo, receios e fraquezas (Pellegrino & Thomasma, 1997). Como refere o cirurgião inglês Alan G. Johnson (2007: 183), «um dos privilégios extraordinários de ser médico é os doentes confiarem em nós a ponto de nos contarem os detalhes mais íntimos das suas vidas». Mesmo os doentes mais céticos e desconfiados,

---

[36] Em certas culturas, nomeadamente em muitas zonas de África subsariana, há ainda grande desconfiança quanto à atuação dos agentes de saúde, sendo dada preferência, pela população nativa, aos curandeiros e praticantes de medicina tradicional (Organización Mundial de la Salud, 2002).

AS VIRTUDES NO EXERCÍCIO DA MEDICINA

se realmente pretendem ser tratados, têm numa dada altura de confiar no médico a quem recorrem, pois, como afirma Pellegrino (VM: 69),

> é o médico que escreve as indicações, efetua os tratamentos e interpreta as recomendações de outros profissionais de saúde [...] Em função do seu caráter e fidelidade à promessa, tanto pode tratar os pacientes como uma entidade estatística ou ser a proteção derradeira do doente no sistema de saúde.

Vários estudos, nacionais e internacionais, têm demonstrado a importância de uma comunicação eficaz médico-paciente e paciente--médico para o desenvolvimento da relação de confiança entre ambos (Cabral & Silva, 2010). Somente quando existe uma relação deste tipo é que se poderão esperar os melhores resultados, tendo em conta as dimensões física, psíquica, social e espiritual envolvidas no processo terapêutico.

Após uma reflexão sobre a fenomenologia da confiança, considerada uma virtude essencial para a vida em sociedade, quer nas relações humanas em geral e ainda mais nas relações profissionais, Pellegrino (VM: 71-72) alude ao ambiente de crescente desconfiança para com os médicos nos países desenvolvidos. Aponta algumas causas responsáveis por esta tendência, entre as quais a empresarialização dos serviços de saúde, uma menor disponibilidade dos clínicos para atenderem os pacientes fora do seu horário de trabalho, ao contrário do que acontecia no passado, bem como a perceção por parte da opinião pública de que os profissionais de saúde estão aparentemente mais interessados na remuneração que auferem do que no serviço prestado aos doentes. Apesar de também se começar a verificar esta tendência em Portugal, a profissão médica continua a ser uma das mais valorizadas socialmente do ponto de vista da confiança.[37]

---

[37] Uma sondagem elaborada pela Marktest em 2005 para o Diário de Notícias e a TSF, na qual foi avaliado o desempenho (positivo ou negativo) de várias profissões, entre as quais advogados, juízes, militares, professores, políticos e jornalistas, os médicos foram os mais elogiados pelos inquiridos, ocupando o lugar de topo deste estudo.

Uma das consequências da diminuição da confiança nos médicos é a determinação, por parte de um número crescente de pacientes, em fazerem a sua própria pesquisa acerca dos sintomas que apresentam, realizando exames ou mesmo experimentando determinados tratamentos por sua própria iniciativa, ou ainda recorrendo a terapias alternativas, a maior parte delas sem credibilidade científica (Cruz, 1997). Trata-se de um modelo, a nosso ver insatisfatório, em que o médico desempenha o papel de um mero técnico ou prestador de serviços, sendo nas palavras de Pellegrino (VM: 71) «um simples recurso entre muitos outros».

Da parte do médico, este clima de desconfiança e hostilidade latente promove uma atitude defensiva para evitar o risco de processos judiciais, que no contexto norte-americano são muitas vezes iniciados com intuitos comerciais, tendo em mira uma avultada indemnização, e não por um sentimento real de se ter sido vítima de um ato de negligência ou má prática clínica. Esta situação começa a ocorrer no nosso país, ainda que de forma mitigada e em grande parte por pressão dos meios de comunicação social, que muitas vezes transmitem uma imagem negativa e sensacionalista dos problemas de saúde nacionais (Antunes, 2012: 38). Contudo, como aponta Kevin Donovan (2000), Diretor do Centro de Bioética da Universidade de Oklahoma, os estudos realizados têm demonstrado sistematicamente que os pacientes são mais propensos a desencadearem um processo judicial contra os profissionais de saúde, não tanto por motivo de erro médico, mas por estarem irritados e insatisfeitos com a relação assistencial.

Pellegrino (VM: 70) considera que a discussão acerca das declarações antecipadas de vontade ou testamento vital traduz igualmente esta mudança, em que se procura salvaguardar a vontade do doente face à ação dos profissionais de saúde, e assinala a sua principal limitação, que é o facto de não poderem especificar todos os detalhes e contingências. Também aqui a "fidelidade à promessa" é indispensável, na medida em que «aqueles que as escrevem devem confiar que aqueles que irão, eventualmente, realizar os seus desejos, atuarão de boa fé». Na sua opinião, a melhor forma de se ultrapassarem alguns problemas e limitações das declarações antecipadas de vontade seria a designação pelos cidadãos de um representante ou procurador de cuidados

AS VIRTUDES NO EXERCÍCIO DA MEDICINA

de saúde que pudesse decidir no futuro, em caso de incapacidade do paciente prestar o seu consentimento informado, que cuidados de saúde presume que o doente desejaria que lhe fossem prestados (BHC: 41).

Outro aspeto que Pellegrino (VM: 71 e 76) refere, no âmbito de uma "ética de confiança", é a obrigação do profissional de saúde apresentar a situação clínica ao paciente ou familiares o mais objetivamente possível e sem enviesamentos, não o(s) pressionando para a obtenção de um consentimento para determinado ato médico. Neste contexto, adverte que para além da fidelidade à promessa, outras virtudes devem igualmente estar presentes, principalmente a honestidade intelectual e a humildade. Revela que uma das queixas que os seus pacientes lhe fazem com mais frequência acerca dos médicos é terem o defeito da arrogância (Pellegrino, 2008b: 530).

Segundo o nosso autor, um médico verdadeiramente comprometido com o bem-estar do seu doente deverá, quando as circunstâncias o permitem, encaminhá-lo para outros colegas ou unidades hospitalares mais diferenciadas, que estejam melhor habilitados a resolver o problema clínico concreto que o paciente apresenta ou que manifestem maior sintonia com o seu sistema de valores.

Compreende-se que a confiança que os pacientes colocam no médico não surge automaticamente pelo facto de este ser especialista ou competente numa determinada área científica. Desenvolve-se através do diálogo durante o encontro clínico, desde o primeiro momento, e vai-se construindo ao longo do tempo. Não confere privilégios ao profissional, mas acarreta responsabilidades e valoriza o respeito pela autonomia do paciente (VM: 77). No entanto, a confiança é frágil, podendo ser facilmente quebrada por algumas falhas por parte do médico, como por exemplo, não esclarecer dúvidas ou questões colocadas pelo doente acerca do problema clínico que o preocupa ou não facultar os resultados de uma análise ou exame já efetuados.[38] Esta última situação ainda se verifica com demasiada frequência, principalmente quando os exames

---

[38] Como diz o ditado, «a confiança é como um espelho; quando se parte podes repará-lo, mas não voltará a ser o mesmo». No contexto clínico, poderá levar à ocultação pelo paciente de alguns detalhes da história da doença atual que poderiam ser determinantes para se chegar ao diagnóstico correto e instituição do tratamento adequado (JOHNSON, 1990).

são realizados na mesma instituição onde o médico trabalha. Poderá dever-se a uma tentativa de monopólio do atendimento do doente, evitando que obtenha uma segunda opinião ou, ocasionalmente, para ocultar incompetência ou erro médicos.

Outros autores (Veatch, 1991) têm questionado o papel da confiança na relação médico-paciente considerando-a inadequada e irrealista, ou acham preferível que, de modo a evitar abusos, a confiança seja colocada numa instituição em vez de num profissional. Para Pellegrino (VM: 66-67), o exercício da medicina baseado numa "ética de confiança" é mais realista e satisfatório, tanto para o médico como para o paciente, do que quando assenta num clima de desconfiança e suspeição, que limita o potencial das relações humanas. Além disso, considera que a relação entre pessoas individuais e instituições não é menos complexa ou mais autêntica que a comunicação entre indivíduos.

Uma ética baseada na confiança é claramente uma ética das virtudes, pois não depende apenas do cumprimento legalista de princípios ou deveres deontológicos, mas também do caráter do profissional. A alternativa ao compromisso solene de promover o bem do paciente (fidelidade à promessa) é reduzir o ato médico a um mero contrato comercial, considerando os cuidados de saúde como um bem de consumo e recorrendo ao serviço de gestores para monitorizar e supervisionar a atividade dos profissionais de saúde.

Compaixão

A compaixão faz parte da lista de virtudes que Edmund Pellegrino (VM: 79) considera indispensáveis para o exercício da profissão médica, não obstante ser considerada pelos pacientes como uma das mais raramente encontradas nos serviços de saúde nos dias de hoje.

Depois de apresentar o significado etimológico da palavra *compaixão*, formada a partir dos vocábulos gregos *com* (junto, com) e *pathos* (sentir, sofrer), Pellegrino (idem) enfatiza que esta virtude não constitui um simples sentimento de pesar para com o sofrimento em geral; manifesta-se sempre em relação a um paciente individual. Sugere um envolvimento no sofrimento do outro e inclui um misto de afetos, atitudes, palavras e atos, à semelhança do que se verifica numa relação de amizade. Na sua opinião, «denota alguma compreensão do que significa para a outra pessoa estar doente, bem como prontidão em ajudar e procurar ver a situação na perspetiva do doente» (HP: 158). Se a compaixão não estiver presente no ato médico há o risco de se tratar o paciente de forma fria e distante, como um objeto de curiosidade clínica.

A compaixão integra uma dimensão ética, que tem a ver com o compromisso assumido pelo médico de usar as suas competências profissionais para promover o restabelecimento integral da saúde do doente. Inclui também uma dimensão intelectual, que consiste numa avaliação objetiva e racional do problema do paciente, tendo em vista a sua resolução, temperada pelo reconhecimento e respeito pela sua história de vida, linguagem, sentimentos e valores. Segundo Pellegrino (VM: 80),

> o médico não pode curar de forma integral se, durante o processo terapêutico, violentar algum valor ou sentimento do paciente ou mostrar desrespeito, desinteresse ou indiferença pelo modo como a pessoa encara a sua doença.

Porém, uma identificação excessiva do clínico com o sofrimento de determinado doente pode ser contraproducente, na medida em que pode limitá-lo na sua responsabilidade profissional para com esse doente, ao dificultar o discernimento necessário para um diagnóstico correto e a escolha da terapêutica mais adequada.[39] Pode ainda levá-lo a presumir, numa atitude paternalista, que o paciente pretende que lhe faça exatamente o que ele próprio gostaria que lhe fizessem em circunstâncias similares, o que nem sempre acontece (VM: 81).

Pellegrino (VM: 83) defende que deve haver um equilíbrio entre a virtude da compaixão e a competência técnica e científica, sendo a virtude da prudência, que seguidamente abordaremos, o fiel da balança nesta relação. De acordo com o nosso autor, «não há nada mais incon-

---

[39] A descrição da virtude da *compaixão* feita por Nicola Abbagnano (2000) parece-nos bastante esclarecedora: «Participação no sofrimento alheio como algo diferente desse mesmo sofrimento. Essa última limitação é importante porque a compaixão não consiste em sentir o mesmo sofrimento que a provoca. A emoção provocada pela dor de outra pessoa pode chamar-se compaixão só se for um sentimento de solidariedade mais ou menos ativa, mas que nada tem a ver com a identidade de estados emocionais entre quem sente e quem é comiserado».

gruente com a compaixão do que o médico bem-intencionado, empático, mas incompetente. A competência e a compaixão devem coexistir». Aliás, importa referir que Pellegrino (idem) valoriza de tal modo a competência na prática clínica que a considera um imperativo moral e está ciente de que há ocasiões em que a competência deve predominar, por exemplo numa delicada intervenção como é o caso duma cirurgia de revascularização coronária com o doente sob anestesia geral. Edmund Pellegrino (1987) advoga ainda a recertificação periódica dos médicos de forma a assegurar que continuam a cumprir os padrões mínimos de competência ao longo da sua vida profissional. A recertificação da idoneidade técnica e científica dos profissionais de saúde parece-nos inevitável e positiva, desde que o processo seja rigoroso e isento.

Considera ainda que a compaixão se distingue da empatia, da simpatia, da misericórdia e da piedade. A palavra *empatia* (*Einfühlung*) foi introduzida pelo filósofo e historiador de arte alemão Robert Vischer (1847-1933), em 1873, para descrever o sentimento despertado pela apreciação de obras de arte. Na Alemanha, o novo termo foi depois introduzido no campo da psicologia e das relações humanas. Em 1905, Sigmund Freud (1856-1939) utilizou o neologismo para descrever os fenómenos psicológicos envolvidos na identificação com o outro, de modo a compreendê-lo melhor ao procurar colocarmo-nos no seu lugar. Segundo Freud, tal identificação era essencial para se obter a "transferência" e se conseguir a cura da perturbação mental.

Para o nosso autor (VM: 81-82), o conceito de empatia é mais alargado do que o de compaixão, pois esta última centra a sua atenção no sofrimento do outro e não apenas nas suas experiências e sentimentos como pessoa: «A empatia permite que se entre no mundo emocional de outra pessoa. Este é o primeiro passo para a compaixão, mas não significa a mesma coisa». Nesse sentido, é possível ser-se empático para com um paciente sem uma identificação com a sua experiência de sofrimento motivada pela doença, o que Pellegrino considera insuficiente. Também a simpatia nem sempre diz respeito à identificação com o outro no sofrimento ou adversidade e, por outro lado, não determina necessariamente qualquer ação em prol de outrem. A misericórdia e a piedade têm uma conotação negativa no que diz respeito à atividade dos profissionais de saúde, pois muitas vezes veiculam um sentimento

AS VIRTUDES NO EXERCÍCIO DA MEDICINA

de superioridade moral ou condescendência por parte de quem as pratica, o que seria inaceitável no contexto clínico.

Deste modo, o autor em análise prefere a utilização do termo *compaixão* no exercício da profissão, por considerar que ele traduz de modo mais fidedigno esta virtude fundamental na relação assistencial. Beauchamp e Childress (2008), na sua obra *Principles of Biomedical Ethics*, partilham desta opinião. A Associação Médica Mundial, a British Medical Association e outras entidades utilizam igualmente este termo, enquanto que outras usam o termo *empatia*, muitas vezes com o mesmo significado que Pellegrino atribui ao conceito de compaixão. Por outro lado, em diversas publicações científicas utilizam-se os dois termos indistintamente (Coulehan & Williams, 2001).

Há muitos estudos que realçam a importância da compaixão ou empatia no contexto dos cuidados de saúde, nomeadamente em termos de maior adesão à terapêutica (Roter *et al.*, 1997), maior satisfação global do paciente (Levinson, 1994) e do médico (Suchman *et al.*, 1993), menor risco de *burnout* médico (Roter *et al.*, 1997) e diminuição do número de processos judiciais por má prática clínica (Levinson, 1994). Parece haver também benefícios orgânicos para os doentes. Um estudo publicado recentemente, utilizando a Escala Jefferson de Empatia Médica, correlaciona a empatia dos médicos com um melhor controlo glicémico de pacientes diabéticos (Hojat *et al.*, 2011).

Alguns dos autores deste artigo, recorrendo ao mesmo instrumento de investigação quantitativa, verificaram que a empatia dos estudantes de medicina tende a decrescer ao longo do seu percurso académico (Hojat *et al.*, 2009). Na opinião de Pellegrino (HP: 159), a melhor forma de ensinar a virtude da compaixão aos alunos é através do exemplo e adverte que «uma ação irrefletida à cabeceira do doente pode anular dezenas de palestras sobre a dignidade dos pacientes. Pelo contrário, um ato de bondade e consideração tornará a compaixão uma experiência real e genuína».[40]

---

[40] WALTER OSSWALD (2007: 256) descreve algumas características de um médico que manifesta a virtude da compaixão, entre outras: «Vejo traços de heroicidade em quem fica ao lado de um agonizante, segurando-lhe a mão e substituindo o familiar ausente ou inexistente; em quem ultrapassa o horário e perde parte do descanso a que tem direito,

QUE MÉDICOS QUEREMOS?

Pellegrino (1995b) considera que o cuidado é também uma virtude diretamente relacionada com a compaixão, mais do que uma teoria ética independente (a ética do cuidado) como defende a psicóloga norte--americana Carol Gilligan. Warren Reich (2010), por outro lado, propõe o termo *consolação* (*consolation*) em vez de compaixão ou empatia, para melhor expressar a importância do consolo na mitigação do sofrimento na prática clínica.

Em nossa opinião, a virtude da compaixão é imprescindível para que a comunicação com o paciente seja eficaz e gratificante. Envolve dar tempo e oportunidade para o doente expressar as suas necessidades, dúvidas e receios, sem interrupções desnecessárias, assim como transmitir-lhe a informação clínica com palavras simples (evitando linguagem técnica), adequadas ao seu nível etário e intelectual e que expressem o nosso cuidado, consolo e interesse sincero pelo seu bem estar. Para Walter Osswald (2001: 17),

> será empática e compassiva a medicina do futuro, conciliando os progressos e avanços técnicos e científicos com a tradição profundamente enraizada, vinda da antiguidade clássica (Hipócrates) e do cristianismo (Cosme e Damião), do médico benevolente, aliado e defensor do doente.

Prudência

Esta virtude intelectual, denominada *phronesis* por Aristóteles, representa a sabedoria prática, ou seja, a capacidade de discernir qual o melhor caminho a seguir, após ponderação das circunstâncias envolvidas num determinado momento. No contexto da medicina, é a virtude da prudência ou sensatez que possibilita o juízo clínico que conduz ao diagnóstico correto e à instituição da melhor terapêutica de pessoas concretas, debilitadas pela doença, levando em consideração

em quem desperta para atender uma chamada noturna, em quem opera fora de horas, reanima sem esquema burocrático, atende sem pressa, ouve com empatia, informa com delicadeza, conforta com solidariedade. Este é, como tão acertadamente afirmou João Lobo Antunes, o "curriculum invisível" dos médicos, o que não consta de nenhum documento nem serve para nenhum concurso, mas distingue, dignifica e exalta esta singular profissão que é a nossa».

a sua história pessoal e sistema de valores, bem como a incerteza inerente a qualquer ato médico (VM: 85-86). Tal como afirma Dietrich Bonhoeffer (1949/2007: 52), «o mais bem informado não é o mais prudente. Corre justamente o perigo de desconhecer o essencial, devido às muitas coisas que sabe. Por outro lado, o conhecimento de um elemento aparentemente insignificante permite, com frequência, dirigir o olhar para a profundidade das coisas».

Na sua exegese sobre a *phronesis* ou sensatez, Pellegrino (VM: 86-87) sublinha que é uma virtude indispensável para o exercício da medicina, pois todo o ato médico envolve uma dimensão intelectual e uma moral, sendo a prudência que permite a integração da competência técnica e científica com a hierarquia de valores. Não tem nada a ver com a prática de uma medicina defensiva para evitar o risco de processos judiciais. Pellegrino (1998a) refere reiteradamente que

> o exercício da medicina é, por natureza, uma atividade moral. Cada contacto com um paciente é uma experiência ética – uma relação moral, especialmente nas situações de doença grave, porque estamos claramente a lidar com questões morais. Um bom médico tem de tomar uma decisão que seja correta tanto técnica como eticamente, que são duas coisas diferentes.

Nesse sentido, a prudência é uma das virtudes mais importantes e está presente em todas as decisões que se tomam na prática médica, conforme também observa James Drane (1988), ao afirmar que o uso das virtudes não pode ser cego, ignorante ou ingénuo. Só é possível o exercício de virtudes como o altruísmo, a compaixão ou a honestidade intelectual, se a prudência como virtude também estiver presente.

No passado e até à década de setenta do século XX, a pessoa doente aceitava habitualmente de uma forma passiva a decisão dos clínicos, o que tem sido denominado de paternalismo médico (Gracia, 2008: 26). Atualmente, a valorização da autonomia do paciente requer a obtenção de um consentimento informado, livre e esclarecido, antes de qualquer ato médico, bem como a aceitação da vontade expressa livremente pelo paciente de não se submeter a determinado tratamento médico ou cirúrgico, mesmo que essa decisão lhe possa reduzir a esperança de vida (BHC: 140). Segundo Daniel Serrão (1996a: 79), a obrigação de se

QUE MÉDICOS QUEREMOS?

obter um consentimento informado, suportada juridicamente, «é uma mudança total no paradigma das relações do médico com o seu doente».

No processo de aquisição do consentimento a virtude da prudência deve estar presente, de modo a que o médico transmita ao paciente uma informação equilibrada (nem insuficiente nem excessiva) e no momento oportuno (nem demasiado cedo nem tarde demais), no respeito para com a sua autonomia e vulnerabilidade (VM: 87).

Pellegrino (VM: 88-89) aceita que, ocasionalmente, quando o profissional antecipa que veicular uma informação completa da condição clínica do doente possa levá-lo ao desespero e a cometer algum ato insensato, poderá ser legítimo recorrer ao denominado "privilégio terapêutico", numa relação de confiança matizada pela prudência. Esta atitude é distinta da chamada "mentira piedosa", que durante muitos anos foi prática corrente para com doentes portadores de patologias graves e de prognóstico sombrio. Dava-se mais importância ao princípio hipocrático da confidencialidade do que à virtude da veracidade, pois pensava-se que a revelação da verdade seria prejudicial ao paciente (Jameton, 2004).[41]

Joaquim Bastos (1992: 188), o conceituado cirurgião da cidade do Porto, na sua obra autobiográfica *Fragmentos de Uma Vida*, dá o seu testemunho representativo de uma época:

> Segundo o meu modo de pensar, quando um doente nos vem consultar com um padecimento grave, devemos tranquilizá-lo e tentar esconder a verdadeira natureza do mal que lhe ameaça a vida. Os portugueses são pessoas muito sensíveis e reagem mal, psiquicamente, à ideia de um destino inexorável. Tenho conhecimento de vidas amarguradas e de casos de suicí-

---

[41] Platão estabelecia a distinção entre o exercício da medicina em escravos e em homens livres, conforme era costume no mundo antigo. Entre os primeiros praticava-se uma *ars muta*, de parcas palavras, enquanto que com os homens livres e ricos era estabelecido um diálogo entre o clínico e o doente, ainda que num contexto de paternalismo, em que era comum a mentira piedosa (LAÍN ENTRALGO, 1969/2003: 58-59). O médico e pensador espanhol esclarece ainda que quem tratava os escravos, na Grécia antiga, não eram médicos propriamente ditos, formados nas escolas de Cós, Cnido, Cirene ou Sicília, mas sim assistentes dos médicos, quase sempre escravos, que acompanhavam e auxiliavam os clínicos na sua atividade profissional.

dio quando os doentes exigiram dos médicos o verdadeiro diagnóstico que condicionou um destino fatal. Por isso mesmo, defendo a mentira piedosa ao mesmo tempo que se institui uma terapêutica pretensamente curativa.

A partir dos anos setenta do século passado, com o reconhecimento da autonomia do paciente e a obrigação legal de se obter um consentimento informado, esta postura de ocultação da verdade tem vindo a ser abandonada. Conforme refere Pellegrino (2005) enfaticamente:

> O encontro clínico, i.e. a relação médico-paciente, é baseada na confiança [...] Esta confiança será corrompida quando os médicos mentirem aos doentes. Os pacientes têm direito à verdade acerca do diagnóstico, prognóstico e tratamento da sua condição. Se forem mantidos na ignorância, não poderão participar no processo de cura e tratamento, nem poderão organizar os seus afazeres se a doença for fatal. Apenas quando a verdade é comunicada é que o paciente poderá efetivamente participar no processo terapêutico.

Esta opinião é partilhada pela psiquiatra Elisabeth Kübler-Ross (1969/2008), cujos trabalhos nesta área muito contribuíram para a modificação de mentalidade dos médicos. No entanto, esta mudança de atitude na relação assistencial não é isenta de riscos, pois nem sempre a interpretação que o paciente faz da verdade que lhe é transmitida corresponde à realidade clínica. João Lobo Antunes (2005: 105) conta, num dos seus ensaios, a história de um doente portador de um tumor benigno, facilmente extirpável por cirurgia, a quem explicara com total franqueza que o diagnóstico e prognóstico eram favoráveis, que se suicidou na véspera da intervenção, convencido de que o médico lhe mentira. Uma das raras circunstâncias em que o profissional de saúde poderá exercer o "privilégio terapêutico", é precisamente quando presume que a revelação da verdade ao paciente, naquele momento, lhe poderá ser nefasta, devendo ser adiada para uma altura mais propícia (VM: 88-89).

Alguns dos problemas que se colocam no domínio do consentimento informado, que Pellegrino (1987) aponta, incluem o receio de provocar ansiedade no doente, a natureza técnica da prática médica e a possibilidade de litigância. Defende que a revelação ao paciente do seu estado clínico deverá ter em conta o seu grau de escolaridade e a sua condição física e mental, pelo que a virtude da prudência se torna fundamental. Recorda que os doentes têm também o direito de delegar totalmente nos médicos as decisões sobre os tratamentos e intervenções a realizar, desde que o façam de livre vontade, sem constrangimentos nem qualquer tipo de coação.

Em nossa opinião, o médico que apresente as virtudes da compaixão e prudência utilizará, com ponderação e senso clínico, os meios de que dispõe para o alívio da dor e sofrimento dos doentes que tem a seu cargo, embora sem recorrer a medidas "heroicas", tantas vezes mais motivadas pelo seu desejo de não falhar do que aplicadas em verdadeiro benefício do paciente. Além disso, não dará falsas esperanças a doentes com prognóstico reservado, mas transmitirá eventuais más notícias com sensibilidade e prudência, recorrendo a esta virtude aristotélica.

Justiça

Um dos temas atualmente mais abordados, no âmbito da ética dos cuidados de saúde, é o da distribuição equitativa de recursos, sempre limitados, bem como a imparcialidade e não discriminação dos cidadãos no acesso aos serviços de saúde (VM: 92-93). Para Daniel Serrão (2010: 225), «neste século XXI a mais importante questão bioética será a do financiamento dos custos dos cuidados de saúde em relação com a economia interna de cada País».

A justiça é um dos quatro princípios *prima facie* propostos por Beauchamp e Childress (2008), sendo o único que é simultaneamente uma virtude. A justiça como virtude é um traço de caráter, podendo ser definida como o hábito de dispensar ou retribuir ao(s) outro(s) o que lhe(s) é devido. Pellegrino (VM: 92) considera a justiça como uma das virtudes mais complexas na medida em que, ao contrário das outras, não tem um propósito bem definido. Além disso, todos os relacionamentos humanos, pela sua própria natureza, são sempre imperfeitos e limitados, mesmo nas circunstâncias ideais, não sendo possível alguém ser demasiado justo. Aliás, um dos argumentos que desarma a definição aristotélica da virtude como o meio-termo entre um defeito e um excesso é precisamente a impossibilidade de alguém ser excessivamente justo, embora o Estagirita tenha reconhecido que a justiça como virtude não admite extremos.

AS VIRTUDES NO EXERCÍCIO DA MEDICINA

O nosso autor, na esteira de Aristóteles, distingue entre a justiça distributiva, relacionada com o bem comum, que tem a ver com a distribuição equitativa de recursos segundo o princípio da igualdade entre os cidadãos, e a justiça comutativa (ou corretiva), que se relaciona com o bem individual e requer que o médico tenha em conta as necessidades específicas do paciente. Salienta, porém, que a essência da virtude da justiça reside sempre no bem para a pessoa concreta, individual, mesmo quando se debatem questões de saúde pública ou comunitária. Nas suas palavras, «o clínico serve o bem comum pela sua dedicação ao bem de doentes individuais» (Pellegrino & Thomasma, 2004).

No que respeita à justiça distributiva, Pellegrino (VM: 98-99) defende que, em qualquer sociedade civilizada, todos os cidadãos deveriam ter acesso a cuidados de saúde básicos, considerando a situação do seu país neste domínio um lamentável exemplo de injustiça e falta de vontade política. A mesma tese é defendida por Emily Friedman (2004), que revela as conclusões de um estudo realizado em 1999, pelo Instituto de Medicina da Academia Nacional de Ciências dos EUA, segundo o qual todos os anos cerca de 18 000 pessoas morrem prematuramente, nesse país, devido às restrições existentes no acesso aos cuidados de saúde.

Pellegrino (VM: 100) considera também que é dever do médico tratar de forma idêntica todos os pacientes que apresentam a mesma condição clínica, independentemente do seu estatuto social (pelo menos no âmbito de um serviço nacional de saúde), e que o compromisso primordial do médico é para com o doente que procura os seus cuidados e, em segundo lugar, para com a instituição em que trabalha (VM: 171). Em relação a este último ponto, Daniel Serrão (1996b) aponta algumas dificuldades relacionadas com a aplicação do princípio da justiça:

> Se a administração de um Hospital, no exercício da sua autoridade legítima, proíbe a utilização de um medicamento porque não tem verbas para o pagar eu, médico, mesmo que considere esse medicamento como o melhor para o doente, não vou poder aplicá-lo; o princípio da justiça entendida como justiça legalista foi cumprido, mas não o foi o da justiça como respeito pelos direitos do homem nem o foi, talvez, o da justiça distributiva porque os recursos que faltam no Hospital podem ter sido gastos – direi, injustamente – noutras ações menos importantes para o bem-estar dos cidadãos.

A escolha de critérios para a alocação de recursos e estabelecimento de prioridades na saúde é sempre controversa e problemática. Pode ser feita com base na idade do doente, no tipo de doença que apresenta, no mérito ou estatuto social do paciente, na eficácia dos tratamentos, entre outros (Johnson, 2007).

Em resposta a Daniel Callahan (1995), que defendia que, numa tentativa de se controlar o crescimento exponencial das despesas governamentais com a saúde, a partir de determinada idade não deveria ser possível o acesso a tratamentos dispendiosos envolvendo tecnologia de ponta, Pellegrino (VM: 100-101) contrapõe que a prática da justiça impede a discriminação no acesso aos cuidados de saúde com base exclusivamente na idade do doente, tendo em conta que o cuidado para com o paciente individual toma a primazia em relação ao bem comum. Além disso, há o risco não despiciendo do Estado usar a idade avançada como pretexto para impedir o acesso dos idosos a outros benefícios sociais para além da saúde.

Por outro lado, um dos argumentos utilizados por alguns defensores da legalização da eutanásia é o dos elevados custos com o tratamento de doentes terminais ou portadores de doenças crónicas. O economista francês Jacques Attali, antigo presidente do Banco Europeu para a Reconstrução e Desenvolvimento, afirmou abertamente que «depois dos 60-65 anos de idade, o homem ultrapassa a sua capacidade de produzir e custa muito dinheiro à sociedade [...] a eutanásia será um dos instrumentos essenciais das sociedades futuras» (Salomon, 1981). Edmund Pellegrino (VM: 32) discorda desta argumentação e apoia a tese do bioeticista Albert Jonsen (1990: 158), que afirmou que uma medicina altamente desenvolvida do ponto de vista técnico e científico, mas dirigida apenas a uma minoria de privilegiados, é imoral, da mesma forma que o é um sistema de saúde que exclua os idosos e os pobres. Muitas vezes são os cidadãos com poucos recursos económicos os que mais necessitam de cuidados de saúde.

Na proposta de John Rawls (1971/1993), o principal representante de um modelo igualitário de justiça, é enfatizada a importância de as políticas sociais darem especial atenção aos mais desfavorecidos, por desigualdade de nascimento ou menor capacidade natural, para que possa haver igualdade de oportunidades para todos. As conclusões do relatório *The Goals of Medicine: Setting New Priorities*, desenvolvido sob a égide do Hastings Center (1996), apontam também nesse sentido. Neste documento, defende-se o acesso universal aos cuidados de saúde, a necessidade de se restringir o desenvolvimento de novos fármacos e tecnologias que apenas possam ser utilizados pelos cidadãos mais abastados, e a importância de se dar prioridade à promoção da saúde e prevenção da doença.

Todavia, há quem defenda que, face à escassez de recursos e avultados custos na saúde, deveria haver um mecanismo de seleção ou racionamento no acesso aos serviços de saúde. Doentes difíceis, não cumpridores das recomendações médicas ou portadores de doenças resultantes de estilos de vida prejudiciais (como o consumo de tabaco, de álcool ou de drogas), não deveriam ser abrangidos por um plano de saúde estatal. Para Pellegrino (VM: 170), esta proposta é inaceitável, pois embora o médico tenha o dever de promover a adoção, por parte do doente, de estilos de vida saudáveis, não deverá discriminá-lo ou retaliá-lo pelo seu "mau comportamento".

Nos EUA, a partir dos anos oitenta do século XX foi introduzido um novo modelo no sistema de financiamento dos serviços de saúde, conhecido por *managed care*, que pode ser traduzido por "cuidados de saúde programados" (Gervais, 2004).[42] Os sistemas de "cuidados de saúde programados" e de seguros de saúde baseiam-se no pressuposto de que o cuidado de saúde é um bem de consumo e competem entre si na obtenção de quotas de mercado e na distribuição de dividendos aos seus acionistas. Uma das vantagens da introdução deste modelo nos EUA foi a redução de intervenções desnecessárias, desproporcionadas

---

[42] Na tentativa de uma melhor gestão do erário público e redução dos custos com a saúde, a distribuição dos fundos do Governo Federal pelos vários hospitais norte-americanos passou a ser feita com base nos chamados Grupos de Diagnósticos Homogéneos ou GDH, que se baseia no seguimento de protocolos clínicos para grupos de patologias e no cálculo dos custos previsíveis de cada tratamento ou intervenção cirúrgica. Trata-se de um modelo de financiamento prospetivo, baseado nos custos previstos com a atividade desenvolvida, distinto de um modelo retrospetivo, que assenta no histórico da despesa hospitalar nos anos anteriores. Ainda é cedo para avaliar as repercussões em Portugal do financiamento dos hospitais do serviço nacional de saúde por GDH devido à sua introdução relativamente recente.

ou ineficazes para determinada situação clínica, como por exemplo, as relacionadas com o tratamento pretensamente curativo de doentes em fim de vida. Pellegrino (BHC: 178), embora reconheça que este sistema tem alguns aspetos positivos, principalmente a contenção dos custos da saúde e a restrição de tratamentos de eficácia discutível, que além de onerosos podem pôr em risco a vida dos pacientes, considera que uma das suas limitações foi ter sido desenvolvido em função do tratamento de doenças e não de pacientes individuais. Como uma mesma doença se manifesta de modo diverso em pessoas diferentes, há uma forte possibilidade de discriminar os que apresentam formas mais severas da doença ou complicações inesperadas que condicionam despesas acrescidas, não tidas em conta nas projeções estatísticas. Além disso, trata-se de um modelo de relação médico-paciente essencialmente comercial, conforme salienta Pellegrino (VM: 41), ao afirmar que «os gestores de sistemas de cuidados de saúde programados querem que os médicos sejam empreendedores, competidores e instrumentos de lucro».

Daniel Serrão (2010: 126) considera que um sistema de cuidados de saúde justo deve estar assente nos princípios da equidade, «porque os serviços são oferecidos segundo as necessidades e não segundo os privilégios económico-sociais das pessoas», da solidariedade, «porque pagam os que têm recursos e recebem os que têm necessidade de cuidados, sejam ou não contribuintes», e da responsabilidade «com a própria saúde porque os cuidados são pagos solidariamente; com a saúde dos outros e na utilização dos cuidados, pelo mesmo motivo de respeito pelo dinheiro dos contribuintes».

A virtude da justiça poderá envolver o estabelecimento de prioridades nos cuidados de saúde prestados aos doentes. Tendo em conta que os recursos disponíveis serão sempre insuficientes, para uma população ou país, as decisões deverão basear-se em critérios essencialmente clínicos, suportados por evidências científicas credíveis e atualizadas, nomeadamente na prescrição de medicamentos e na proposta de cirurgias e outros atos médicos. Deverá, no entanto, dar-se preferência às opções de mais baixo custo, o que se torna ainda mais necessário no atual cenário de crise económica, desde que essa decisão seja adequada à situação clínica dos pacientes e não ponha em risco a sua vida. Tal como sublinha o nosso autor (BHC: 175), o médico deve procurar a "elegância no diagnóstico", que consiste em recorrer ao número mínimo necessário de exames complementares, bem como a "parcimónia terapêutica", que se traduz na proposta de tratamentos que sejam comprovadamente benéficos e eficazes.

Pellegrino (BHC: 185) apresenta algumas medidas de contenção nas despesas com a saúde que poderiam ser implementadas, em vez da não comparticipação estatal de tratamentos considerados indispensáveis, sobretudo para os cidadãos com escassos recursos económicos. Incluem o recurso a exames complementares menos dispendiosos, desde que permitam efetuar o diagnóstico, a eliminação de exames e intervenções desnecessários, como os realizados no contexto de uma medicina de natureza defensiva, o recurso às modalidades terapêuticas menos dispendiosas mas de eficácia comprovada, ou a não comparticipação de tratamentos de natureza estética.

Coragem

Edmund Pellegrino (VM: 109) explica que ao incluir a coragem na lista das virtudes médicas está a referir-se à coragem moral, ainda que por vezes seja necessário que o médico apresente também coragem física, principalmente em cenários de guerra ou catástrofes naturais, bem como no exercício da profissão em países onde existem doenças endémicas potencialmente graves.

Segundo João Lobo Antunes (2005: 114), «o cuidar de alguém, exige, além de saber e sensibilidade, uma virtude surpreendentemente esquecida que é a coragem moral». Pellegrino (idem) reconhece que esta virtude é uma das mais negligenciadas e difíceis de pôr em prática na sociedade contemporânea, na sequência das enormes transformações ocorridas nos últimos anos na prestação dos cuidados de saúde, em que se tem assistido a uma diminuição da influência dos médicos face aos agentes políticos e económicos. Consiste em defender aquilo que se pensa ser correto e verdadeiro e resistir àquilo que se sabe ser errado, muitas vezes contra a indiferença, o silêncio e a resignação.

Alguns comportamentos que Pellegrino (VM: 51) considera inaceitáveis, por violarem o compromisso primordial do médico para com o paciente, são a sua participação em atos de tortura de prisioneiros ou o internamento compulsivo, em unidades psiquiátricas, de dissidentes políticos ou de cidadãos hostis a determinado regime político. A oposição dos médicos a estas práticas ou a sua recusa em obedecer às ordens de governos totalitários exigirá uma elevada dose de coragem moral e poderá envolver risco de vida. Trata-se, contudo, de situações pouco comuns nas sociedades democráticas ocidentais, pelo que a virtude da coragem manifesta-se mais frequentemente na defesa dos mais vulneráveis e desfavorecidos; na denúncia de fraude ou incompetência; na chamada de atenção para deficiências dos serviços de saúde; e na contribuição dos profissionais para o debate público sobre a alocação de recursos na saúde, tendo em conta as necessidades dos mais carenciados. Além disso, poderá ser preciso coragem para o médico solicitar o estatuto de objetor de consciência ou recusar participar em situações que se oponham ao seu sistema de valores, ainda que, como afirma Pellegrino (2002c), a liberdade de consciência seja um direito ético.

Uma característica das virtudes em geral, e de modo ainda mais notório na da coragem moral, já relatada por Aristóteles, é que se trata de uma escolha voluntária, refletida, individual e não coerciva, apesar de poder haver oposição e correndo-se o risco de eventuais retaliações. Por esse motivo, Pellegrino (VM: 39 e 110) reconhece que a responsabilidade dos médicos mais velhos é maior nesta área, pois por exemplo a denúncia de um chefe de serviço corrupto ou incompetente, por parte de um interno da especialidade, poderia pôr em sério risco a carreira profissional deste, sem a garantia de que tal ato de coragem viesse a dar fruto.

O receio de ser alvo de um processo judicial poderá levar o clínico a praticar uma medicina de natureza defensiva, solicitando exames desnecessários, prescrevendo tratamentos dispensáveis ou evitando intervir em casos complexos ou de mau prognóstico. Nos EUA, as estimativas apontam para um acréscimo de 15% dos custos com a saúde devido à prescrição de exames ou tratamentos relacionados com a prática de uma medicina defensiva, sem qualquer benefício direto para o paciente, para além do risco potencial de iatrogenia (Morreim, 2004). Pode ser requerida coragem para se resistir ao medo da litigância, particularmente feroz na sociedade norte-americana, ou não permitindo a interferência de fatores externos na relação de confiança que deve existir entre o médico e o paciente (VM: 114). Poderá também ser exi-

AS VIRTUDES NO EXERCÍCIO DA MEDICINA

gida coragem para se resistir a normativas burocráticas ou institucio-nais, elaboradas nos gabinetes de gestores obcecados pela contenção de despesas na saúde, que ponham em causa o acesso de doentes a medicamentos ou terapêuticas que, embora dispendiosos, sejam con-siderados indispensáveis do ponto de vista clínico (Pellegrino, 2008b).

O nosso autor (idem) recorda ainda que o médico tem o dever de impedir ou minimizar qualquer atitude menos própria de outro colega ou profissional de saúde para com um doente, lesiva da sua dignidade como pessoa. Se não o fizer, torna-se cúmplice desse comportamento. Segundo Pellegrino (VM: 157), haverá ocasiões em que os médicos, que devem ser os melhores advogados ou provedores do bem-estar dos pacientes sob a sua responsabilidade, terão a obrigação moral de recusar participarem em ações que ponham em causa os interesses destes últimos.

Edmund Pellegrino (VM: 38) enfatiza também que a responsabili-dade de defender os pacientes não é apenas do médico individualmente, mas de toda a classe médica através dos organismos que a representam, designadamente quando são propostas políticas de saúde que ponham em causa os interesses dos doentes.

A bioeticista norte-americana Ruth Purtillo (2000), desenvolvendo algumas das ideias de Pellegrino sobre a coragem moral, acrescenta dois exemplos que nos parecem pertinentes. Por um lado, a disponibilidade do médico em participar em comissões de ética ou em grupos de tra-balho sobre políticas de saúde, como uma forma de serviço voluntário e habitualmente não remunerado, onde poderá atuar como defensor dos interesses dos pacientes. Por outro, a capacidade de admitir os seus erros e limitações, em vez de dar uma falsa imagem de segurança e erudição quanto ao diagnóstico e evolução de um caso clínico mais raro ou complexo.

Em nossa opinião, o exercício desta virtude poderá incluir também a defesa intransigente, por parte do médico, dos interesses dos doen-tes e da população em geral, através da sua participação em fóruns e debates públicos, bem como utilizando a imprensa escrita e falada e as novas tecnologias (p. ex. através de blogues), contribuindo desta forma para a promoção da saúde e melhoria da qualidade de vida da população. Poderá ser solicitado ou sentir a obrigação moral de informar a sociedade em relação aos malefícios do tabaco, às consequências físicas e psicológicas de um abortamento provocado, às desvantagens do consumo de *fast food* ou ao logro de muitas terapias alternativas, só para citar alguns exemplos.

Pensamos também que o médico que apresente a virtude da coragem defenderá os direitos dos colegas mais novos, não os sobrecarregando com trabalho que seja da sua exclusiva responsabilidade, nem lhes delegando tarefas para as quais ainda não receberam formação adequada.

Entre nós, Abel Salazar (1889-1946), Egas Moniz (1874-1955) e Francisco Pulido Valente (1884-1963), são alguns exemplos de médicos, já falecidos, cultores desta virtude que vai escasseando.

Moderação

Pellegrino (VM: 117) refere que, tradicionalmente, a virtude da moderação ou temperança consiste em controlar os desejos e apetites, designadamente em relação aos excessos com a alimentação, o consumo de bebidas alcoólicas e a atividade sexual. No contexto da medicina, esta virtude poderá ser definida como a disposição do clínico em utilizar criteriosamente os meios disponibilizados pela tecnologia moderna, evitando o seu uso excessivo ou desproporcionado, o que alguns designam de obstinação terapêutica, ou pelo contrário a subutilização desses recursos potencialmente benéficos para o paciente (VM: 122).

A moderação é uma das virtudes cardeais de Tomás de Aquino, juntamente com a coragem, a justiça e a prudência. Segundo Pellegrino (VM: 119), todas estas virtudes estão interligadas e menciona Martin Luther King (1929-1968), o pastor batista e ativista dos direitos dos negros nos Estados Unidos, na década de cinquenta e sessenta do século XX, galardoado com o Prémio Nobel da Paz em 1964, como um exemplo de alguém que sabia manter um equilíbrio saudável entre todas.

Devido à tendência atual, nos países desenvolvidos, para se utilizar todo o arsenal terapêutico e tecnologia de ponta disponíveis em doentes cujo benefício da utilização destes meios será questionável ou marginal, Pellegrino (VM: 120) argumenta ser necessário exercer a virtude da temperança para a contrariar, não só tendo em conta o interesse do paciente individual como também pela obrigação social de um uso judicioso de recursos limitados. Todavia, defende ser igualmente intolerável o abandono dos pacientes, não tratando patologias reversíveis por condicionalismos económicos ou situações complexas pelo risco de se poder ser alvo de processos disciplinares ou judiciais.

Hans Jonas (1985/1994) propõe o princípio da responsabilidade face às previsíveis consequências nefastas do progresso tecnológico, numa tentativa de promover uma cultura ética que permita a reconciliação do ser humano com a natureza. Na opinião de Pellegrino (VM: 121), é mais fácil para o profissional de saúde recorrer à tecnologia na tentativa de resolução de um problema clínico do que interagir com o doente, escutando os seus anseios e respondendo às suas perguntas, como aliás deveria acontecer perante a obrigação legal de se obter um consentimento verdadeiramente informado, esclarecido e livre de coação antes de qualquer tipo de intervenção. O uso indiscriminado de técnicas disponíveis poderá contribuir para um maior sofrimento do paciente e seus familiares, adiando uma morte inevitável à custa de redução da qualidade de vida, e ser também um desperdício de recursos que poderiam beneficiar portadores de doenças crónicas ou de melhor prognóstico. Trata-se de uma forma de abuso de poder, sobrepondo o paternalismo médico ao respeito para com a autonomia e a vulnerabilidade do paciente, que o exercício da virtude da moderação ajudará a controlar. Segundo António Barbosa (2003), «o tempo de glória da hiperespecialização e da quantificação tecnológica é ao mesmo tempo o tempo de perigo e ameaça à dignidade humana. A medicina que vence cada dia mais ameaças constitui-se ela própria como uma ameaça física e moral».

A "parcimónia terapêutica", termo usado pelo nosso autor (VM: 124), é ainda mais premente em doentes em fim de vida, pois como refere: «a tecnologia médica outorga um enorme poder sobre todas as fases da vida [dos pacientes], mas especialmente no fim da vida». Salienta que por vezes os doentes terminais não pretendem uma maior sobrevida se para isso tiverem de ser submetidos a tratamentos invasivos, penosos ou associados a elevada morbilidade (BHC: 140). Aliás, no campo da saúde, a existência de mais opções e modalidades de tratamento nem sempre se traduz em melhores cuidados para o paciente, sendo por isso fundamental a presença da virtude da moderação nas decisões médicas.

Como releva Daniel Serrão (1998: 159), qualquer médico

tem de ter qualidades e virtudes que o apoiem na pesada responsabilidade que vai tomar. Tem de ser competente no plano científico, criterioso na escolha dos meios de diagnóstico, prudente no conselho, ouvinte atencioso e afetivo das queixas das pessoas, generoso, dedicado e paciente. Sem uma relação empática, que só as virtudes e o treino do médico tornam possível, não é viável chegar a um diagnóstico holístico que tenha em conta parâmetros biopsicossociais.

Integridade

A palavra *integridade* deriva do vocábulo latino *integritate*, que significa o estado ou qualidade de íntegro, isto é, de um todo que tem todas as suas partes, a que nada falta. Inclui as noções de inteireza, plenitude, caráter do que se não pode ou deve quebrar ou modificar. Como virtude, abrange os conceitos de inteireza moral, honestidade, retidão, probidade e imparcialidade. Diz-se que uma pessoa é íntegra quando atua de acordo com um determinado conjunto de valores e princípios morais, nos quais acredita, e apresenta um comportamento honesto, imparcial, reto, incorruptível, justo e verdadeiro.

Uma outra dimensão do conceito de integridade encontra-se na Declaração de Barcelona, aprovada pela Comissão Europeia em 1998 (Rendtorff & Kemp, 2000). Neste documento, a integridade é considerada um dos quatro princípios éticos básicos da bioética e do biodireito, juntamente com a autonomia, a dignidade, e a vulnerabilidade. Contudo, neste contexto, o termo refere-se a uma condição básica do ser humano que não pode ser ultrapassada, tanto a nível físico como mental. Se houver transposição deste limiar, por intervenção externa, poderá falar-se em violação ou perda da integridade. O respeito pela integridade significa assim a consideração pela privacidade do doente, pela sua coerência de vida e compreensão do seu estado de saúde e de doença. Pellegrino (VM: 129) explica que este aspeto da integridade traduz-se num equilíbrio entre as dimensões física, psicossocial e intelectual do ser humano, e é sobreponível ao conceito de saúde. Nesse sentido, a doença física ou mental representa sempre uma agressão à integridade da pessoa, tanto maior quanto maior for a sua gravidade.

AS VIRTUDES NO EXERCÍCIO DA MEDICINA

Pellegrino (1990) resume de forma brilhante a distinção entre os dois significados principais inerentes ao conceito de integridade, afirmando que «a integridade é uma condição de todos os seres humanos, mas nem todos são pessoas de integridade». Aborda ainda a virtude da integridade, no âmbito da medicina, tanto na prática clínica como na investigação científica. Em outras publicações, substitui-a por honestidade intelectual, que considera uma virtude subsidiária daquela (VM: 127).

No exercício da profissão, deverão evitar-se situações que comprometam a integridade moral do médico ou do paciente, respeitando o sistema de valores de cada um. Segundo o nosso autor (VM: 132), «a salvaguarda final da integridade da pessoa do paciente é a fidelidade do médico para com a natureza fiduciária da relação terapêutica». Embora reconhecendo que a ênfase atual na autonomia do paciente tenha contribuído para diminuir o risco de violação da sua integridade como pessoa, em última análise continua a estar dependente do caráter e da integridade moral do médico.

No que respeita à investigação científica, Pellegrino (VM: 138) propõe que, na disciplina de bioética nos cursos de medicina, sejam analisados e discutidos casos concretos de fraude científica, como forma de despertar a consciência dos alunos para esta problemática. Aconselha também o estudo biográfico de homens e mulheres da ciência de renome, do passado e da atualidade, que pautaram a sua conduta pelo rigor ético. Reconhece, porém, que a maneira mais eficaz de ensinar uma ética das virtudes aos estudantes, no âmbito da investigação científica, é através do exemplo de docentes que sejam cientistas respeitados pela sua competência científica e que também manifestem probidade moral.

Não menosprezando o valor e pertinência da Declaração de Helsínquia da Associação Médica Mundial, e de outros documentos semelhantes, Pellegrino (VM: 134) salienta que o elemento fulcral do cumprimento ou não dos princípios e normas neles expressos é o caráter do investigador. Por esse motivo é que considera ser necessário conciliar uma ética deontológica com uma ética baseada nas virtudes, numa relação de simbiose em que ambas se reforçam mutuamente.

Considerando que a reflexão ética, no âmbito da medicina, só faz sentido se for relevante ou puder ser aplicada na prática clínica quotidiana, iremos desenvolver algumas características que, em nosso entender, um médico íntegro deveria manifestar, principalmente no âmbito da sua relação clínica com os pacientes.

A integridade envolve o respeito pelas convicções morais, políticas ou religiosas dos outros, conforme está consignado no artigo 2º da Declaração Universal dos Direitos do Homem, desde a sua aprovação pelas Nações Unidas em 1948. No contexto da relação clínica, trata-se de um direito inalienável do paciente, consagrado no Código Deontológico da Ordem dos Médicos e na Carta dos Direitos e Deveres dos Doentes, publicada pela Direção-Geral da Saúde.

A decisão clínica deverá ser consistente, rigorosa e racional, tendo por base a anamnese, exame físico e eventuais exames complementares, pelo que o médico íntegro não deverá ser um "supertecnomédico", para usar o neologismo de Walter Osswald (2001). Tomará decisões de acordo com o seu saber e a sua consciência, não cedendo a pressões nem a qualquer tipo de suborno. Será inaceitável que o clínico aceite qualquer pagamento, seja em bens ou em dinheiro, para facilitar a marcação de uma consulta, exame ou cirurgia. Do mesmo modo, não deverá prescrever medicação supérflua, requisitar exames complementares de diagnóstico desnecessários, nem propor procedimentos clínicos ou cirurgias dispensáveis. Num sistema de saúde privado, ou quando a remuneração está dependente da produtividade, poderá existir por vezes a tentação de se efetuarem exames complementares, intervenções cirúrgicas ou tratamentos supérfluos, tendo em vista as compensações financeiras. Contudo, não se deverá cair no erro oposto de se deixar de fazer o que deve ser feito, em benefício do doente, o que poderá configurar negligência médica (Cruz, 2001). Segundo Pellegrino (VM: 41), «os médicos são processados por fazerem demasiado ou muito pouco».

O médico íntegro não se preocupará quando o doente expressa, geralmente de forma subtil, o desejo de ouvir uma segunda opinião sobre a sua enfermidade. Pelo contrário, deverá encorajá-lo a fazê-lo e facultar-lhe toda a informação clínica, incluindo os exames complementares já efetuados, de modo que o seu colega disponha de todos os elementos que lhe permitam tomar uma decisão esclarecida e fundamentada. O direito que o paciente tem de obter o parecer de outro(s) médico(s) sobre o seu estado de saúde também faz parte do Código

AS VIRTUDES NO EXERCÍCIO DA MEDICINA

Deontológico da Ordem dos Médicos e da Carta dos Direitos e Deveres dos Doentes.

A integridade do médico deverá incluir a obrigação de se manter atualizado, pelo menos na sua área de especialização e acerca de todas as situações clínicas com que lida na sua atividade profissional quotidiana. O clínico deverá estar também consciente do seu dever de informar a comunidade científica de alguma descoberta relevante, contribuindo desta forma para o progresso da medicina e da ciência.

Outro aspeto da integridade, talvez menos reconhecido, é a capacidade que o médico deve ter para admitir o seu desconhecimento ou ignorância perante uma patologia invulgar ou em relação ao prognóstico de um caso complexo. Deverá, no entanto, orientar o doente o melhor possível, de acordo com as *leges artis*, para a resolução do problema clínico. Por outro lado, é de esperar de um médico íntegro que, quando as circunstâncias o permitem, encaminhe o doente para outros colegas ou unidades hospitalares mais diferenciadas, que estejam melhor habilitados a resolver o problema clínico concreto apresentado pelo paciente.

O médico exercendo o seu múnus com integridade não deverá assinar nenhuma certidão de óbito, declaração de doença ou incapacidade, nem qualquer outro documento legal acerca do estado de saúde de um paciente, sem primeiro o observar. Além disso, a declaração que assina deverá ser verdadeira e corresponder à condição real da pessoa no momento da observação clínica.

Os médicos íntegros não utilizam o seu estatuto de respeitabilidade na sociedade e o estado de vulnerabilidade, fragilidade e dependência dos pacientes para a obtenção de privilégios, designadamente proventos financeiros ilícitos ou favores de índole sexual. Já Hipócrates referia no seu célebre Juramento: «Em qualquer lar em que entre, terei apenas em mira o proveito dos doentes, abstendo-me de toda a ação prejudicial e corruptora, sobretudo quanto a voluptuosidade nos contactos com homens ou mulheres, sejam livres ou escravos» (Namora, 1977).

O médico agindo com integridade estará disponível para o atendimento dos familiares dos doentes que tem a seu cargo, respondendo às suas questões e preparando-os para o desenrolar do estado clínico previsível dos seus pacientes. Por outro lado, assumirá os seus erros e não abandonará um doente quando surge qualquer complicação na sequência de algum procedimento clínico por si efetuado.[43]

O médico íntegro poderá aceitar o patrocínio ocasional da indústria farmacêutica para a sua participação em congressos e ações de formação de reconhecido interesse científico, sem quaisquer contrapartidas, mas evitará situações em que possam surgir conflitos de interesse e jamais aceitará a intromissão das empresas na sua atividade clínica.[44] Do mesmo modo, evitará relações promíscuas ou pouco claras com a indústria farmacêutica na realização de ensaios clínicos ou na publicação dos resultados desses estudos em revistas científicas. Walter Osswald (2001: 17-18) defende que, na relação de confiança entre médico e paciente,

> não haverá lugar a uma intromissão de terceiros (a burocracia de sistemas de saúde, a previdência, o Estado, a economia, os seguros de saúde, ou outra qualquer instituição), que poderão legitimamente intervir em aspetos importantes [...] mas não na essência da relação pessoalíssima do doente com o seu médico.

O médico que revela as virtudes da integridade e moderação deverá ainda ter consciência da dimensão da sua influência e exemplo, procurando, na sua vida pessoal, zelar pela sua saúde, evitando o tabaco, o consumo excessivo de bebidas alcoólicas e qualquer outro tipo de dependências.

---

[43] João Lobo Antunes (2012: 39) esclarece que «nem todo o acontecimento adverso é erro. Erro é o acontecimento adverso prevenível, que ocorre por falha de planeamento ou execução».

[44] Esta prática é assumida e defendida por Jaime Celestino da Costa (2001: 168): «Uma das mais significativas ações de apoio da indústria [farmacêutica] aos médicos traduz-se no patrocínio à participação em congressos e outras reuniões científicas [...] Penso que não há nenhum médico que não tenha beneficiado deste tipo de apoio, que constitui uma mais valia que ninguém pode criticar. O problema, contudo, reside nos excessos que frequentemente se cometem».

Altruísmo

O altruísmo ou abnegação, ou seja, colocar o bem do paciente acima do interesse pessoal e sem esperar contrapartidas é, segundo Pellegrino (VM: 144), uma das virtudes mais difíceis e menos populares na prática da medicina na sociedade contemporânea. O termo *altruísmo* (do latim *alter*, outro) foi criado pelo filósofo e sociólogo francês Auguste Comte (1798-1857) para designar o cuidado desinteressado, sendo o oposto do egoísmo.

No contexto atual de economia de mercado, com a progressiva empresarialização dos cuidados de saúde, mesmo nas instituições públicas, o altruísmo e a beneficência são desvalorizados, ao mesmo tempo que se assiste a uma legitimação do interesse pessoal e da prosperidade financeira. Tal como assinala o nosso autor (VM: 154), «pela primeira vez na história da medicina, foi dada validação legal e moral ao interesse próprio e o lucro passou a ser considerado uma virtude profissional». Neste cenário, o médico assume diferentes papéis na sociedade como clínico, investigador, funcionário público, empresário ou político. Todos aqueles que o afastam do *ethos* da profissão médica enfraquecem o seu compromisso e identificação com a ética médica tradicional.

Pellegrino (VM: 145) reconhece que a sociedade continua a reprovar e penalizar certos atos reconhecidamente imorais no desempenho profissional, como a incompetência, a fraude, o engano, a utilização ilícita de fundos, a quebra da confidencialidade ou o abuso sexual. Todavia, o que mais o preocupa são certas práticas que se situam na "margem da moralidade", muitas delas legais, aceites e toleradas pela sociedade moderna. Tais práticas e atitudes situam-se numa zona cinzenta em que as fronteiras entre o certo e o errado estão esbatidas, mas não deixam de ser eticamente questionáveis. No que à medicina diz respeito, Pellegrino enumera algumas das situações que lhe merecem maior reserva, designadamente as restrições no acesso aos serviços de saúde por parte dos cidadãos mais pobres, sem seguros de saúde ou outras formas de medicina convencionada; o abandono de casos mais complexos ou de pior prognóstico nos serviços de urgência, para se evitarem os riscos de eventual acusação de erro médico; a cooperação dos médicos com políticas de saúde que exigem internamentos curtos e altas precoces; a transferência de doentes com baixos recursos económicos para outras

QUE MÉDICOS QUEREMOS?

unidades hospitalares menos diferenciadas; o envolvimento dos clínicos como empresários ou investidores em serviços de saúde e outras formas de empreendedorismo médico; a requisição desnecessária ou excessiva de exames complementares de diagnóstico; a aceitação de prémios de produtividade relacionados com a recusa de prestação de cuidados a doentes carenciados; e relações de promiscuidade com a indústria farmacêutica.

Todos os comportamentos acima referidos apresentam, segundo Pellegrino (idem), três características em comum. Em primeiro lugar, resultam da utilização de uma posição de poder e privilégio no exercício da profissão médica em proveito próprio. Em segundo, traduzem a indisponibilidade do médico em correr alguns riscos inerentes à atividade profissional, necessários para o tratamento e benefício dos doentes. Em terceiro lugar, a sua justificação assenta na legitimação do interesse individual ou mesmo da prosperidade económica do médico. Na sua opinião, dada a inevitabilidade dos clínicos receberem honorários pela sua atividade profissional, o princípio da beneficência ajudará a dirimir o potencial conflito de interesses daí resultante e a virtude do altruísmo evitará que o interesse individual do médico se sobreponha ao interesse do paciente (BHC: 173).

Há autores, com destaque para o biólogo inglês Richard Dawkins (1999), que procuram legitimar o egoísmo individual, por vezes dissimulado de altruísmo, a partir de uma matriz biológica, inscrita nos genes, considerada necessária para a sobrevivência e propagação da espécie humana. Contudo, como recorda Daniel Serrão (2009), a maioria dos geneticistas de renome concluiu que «o determinismo genético é um paradigma falhado».

Pellegrino (VM: 40) considera o altruísmo uma virtude indispensável na prática clínica, que distingue a medicina de outras atividades profissionais, e desafia os médicos a escolherem entre dois mundos distintos, «um dirigido pelas virtudes, princípios éticos e interesse genuíno pelo paciente, ou outro controlado pelas regras da política, da economia e do interesse pessoal». Platão (*República*, 341c-e) reconheceu que, já na antiga Grécia, o médico estava dividido entre a arte da medicina, que tinha em vista a saúde do doente, e a arte do lucro, que tinha como propósito o interesse pessoal do médico.

Segundo João Lobo Antunes (2001: 46),

o altruísmo absoluto, no sentido do sacrifício da própria vida à causa do doente, é hoje admirável e heroica exceção, presente talvez apenas naqueles que praticam a medicina em cenários únicos de guerra e sofrimento, como os Médicos sem Fronteiras [...] A atividade caritativa que era componente nuclear da medicina tradicional praticamente desapareceu.

Pellegrino (VM: 147) considera o altruísmo uma virtude necessária no exercício quotidiano da medicina e não está a pensar especificamente em médicos que se destacaram pela sua filantropia e heroicidade como Albert Schweitzer (1875-1965) ou David Livingstone (1813-1873). Porém, mesmo os médicos envolvidos em trabalho humanitário ou que participam em ações de voluntariado na saúde podem ser motivados pelo desejo de reconhecimento público ou pela oportunidade de valorização profissional transcultural, em vez do serviço desinteressado aos outros.

Em nossa opinião, o altruísmo não é um valor absoluto, como reconhece Pellegrino, mas quando presente no decurso da atividade profissional confere maior autenticidade à relação assistencial e maior independência face aos constrangimentos económicos. Isto porque há no encontro clínico potenciais conflitos de interesse, entre o interesse individual do médico e a sua responsabilidade para com o doente (Rodwin, 1993). O nosso autor (VM: 174) esclarece que tais conflitos de interesse não são apenas financeiros, mas podem ser também familiares, profissionais, académicos, político-partidários ou sindicais, que possam prejudicar o compromisso primordial do médico na sua dedicação ao paciente individual.

O médico altruísta não é um mero burocrata ou (mau) funcionário público, olhando ansiosamente para o relógio até chegar a sua hora de deixar o serviço. Além disso, não permite que o sono e as suas próprias necessidades e conforto assumam prioridade quando estiver em atividade no serviço de urgência ou em regime de prevenção e os seus serviços forem solicitados durante o período noturno.

Um clínico que apresente a virtude da abnegação, ainda que procure receber os honorários a que tem direito, jamais fará da medicina um negócio e não deixará de observar um paciente se ele não tiver meios de pagar a consulta. Esta última circunstância dependerá, obviamente, de exercer a sua atividade no seu consultório particular, em que terá liberdade e autonomia para tomar essa decisão, não sendo certamente exequível em hospitais ou clínicas com gestão autónoma. Não obstante as instituições de saúde privadas terem como missão a prestação de cuidados de excelência, o seu *ethos* é claramente o lucro. Assim se explica que não assegurem as despesas de doentes oncológicos ou portadores de doenças crónicas, após esgotado o *plafond* dos seguros dos pacientes ou a capacidade de estes suportarem os encargos dos tratamentos recebidos ou de eventuais internamentos.

O clínico altruísta não enjeita a sua responsabilidade sempre que os serviços de um médico sejam solicitados (p. ex. numa aeronave), ainda que tenha de abdicar do seu conforto ou, excecionalmente, de interromper as suas férias. A sua disponibilidade, assente no seu compromisso profissional, não está dependente de prever uma boa remuneração por um tratamento ou intervenção que venha a realizar, mas deve ser independente de eventuais honorários que venha a receber.

Como recorda Pellegrino (BHC: 174),

> Ao longo dos séculos os bons médicos trataram doentes que não podiam pagar, expuseram-se ao contágio ou dano físico para responderem à chamada do doente, sacrificaram o seu lazer e tempo em família, por vezes demasiado generosamente, de modo a serem fiéis ao compromisso de serviço para com os pacientes. Na verdade, é esta supressão do interesse pessoal que distingue uma verdadeira profissão de um mero negócio ou ocupação.[45]

De norte a sul do país existem ruas e monumentos dedicados a médicos que tiveram esta atitude de altruísmo e dedicação. Muitos outros

---

[45] A mesma ideia é reiterada por WALTER OSSWALD (2007: 255): «Vítimas do dever profissional foram, desde tempos muito recuados, numerosos médicos, que não fugiram perante epidemias e pestilências, trataram enfermos e contraíram as doenças de que estes padeciam. Ou que se infetaram no decurso de uma intervenção cirúrgica ou de uma necropsia; ou que se expuseram, em visitas profissionais a zonas endémicas, à transmissão por vetores».

cairam no esquecimento, mas foram credores de estima e reconhecimento por parte das populações que serviram.

No entanto, não são apenas os médicos que devem manifestar virtudes na relação clínica. Há também virtudes que Pellegrino considera necessário que os pacientes apresentem para o cumprimento cabal dos propósitos da medicina, como por exemplo, a honestidade na partilha da história clínica, sem omissão ou distorção de factos, ou a moderação no que respeita a hábitos alimentares, consumo de álcool, evicção do tabaco e sedentarismo.[46] Na sua opinião, não é responsabilidade do médico punir ou condenar os que se encontram doentes em resultado de não terem adotado estilos de vida saudáveis, recusando tratá-los, mas reconhece que há situações excecionais que poderão justificar essa recusa (Pellegrino, 2003a).

Segundo Lázaro e Gracia (2003: 11), a conceção tradicional de um "bom doente" é de alguém dócil, submisso, respeitador, obediente às indicações do médico e não fazendo demasiadas perguntas. É semelhante às expectativas que muitos pais idealizam em relação aos seus filhos. Para Pellegrino (VM: 194), este modelo paternalista da relação clínica não é legítimo nem nunca foi, apesar de defender que os pacientes têm deveres e responsabilidades no seu encontro com profissionais de saúde, devendo manifestar virtudes como a probidade, a justiça, a tolerância, a confiança, a benevolência, a humildade e a coragem, para além da honestidade e moderação já mencionadas.

O teólogo norte-americano Karen Lebacqz (2004) distingue entre virtudes instrumentais e não-instrumentais dos pacientes. As primeiras contribuem para a recuperação do seu estado de saúde, como a honestidade, que consiste em transmitir toda a verdade acerca da situação clínica, ou a probidade, que se refere ao cumprimento do regime terapêutico instituído pelo médico. As virtudes não-instrumentais são igualmente importantes, mas não estão diretamente implicadas no processo de cura, como é o caso da serenidade, da tolerância ou do sentido de humor. Pedro Laín Entralgo (1984: 437) destaca três virtudes ou deveres do paciente para com o seu médico: a lealdade, no sentido

---

[46] A própria sabedoria popular milenar reconhece a importância de «ao médico, ao advogado e ao padre, dizer a verdade».

de veracidade e honestidade, ao declarar tudo o que diz respeito à sua doença; a confiança, evitando mudar de médico com frequência; e a obediência participativa, que consiste em cumprir as recomendações que lhe são transmitidas.

João Lobo Antunes (2012: 10) manifestou recentemente a sua inquietação quanto ao futuro da medicina, chamando a atenção para a indispensabilidade das virtudes:

> Não sei o que nos espera, mas sei o que me preocupa: é que a medicina, empolgada pela ciência, seduzida pela tecnologia e atordoada pela burocracia, perca a sua face humana, que esqueça a individualidade única de cada pessoa que sofre, pois embora se inventem cada vez mais modos de tratar, não se descobriu ainda o modo de aliviar o sofrimento sem empatia ou compaixão.

Exercer medicina com competência, temperada pelas virtudes que descrevemos neste capítulo, é mais difícil e exigente, mas é o caminho mais certo para a plena realização no desempenho de uma das mais nobres profissões da humanidade.

Capítulo VI
O ensino das virtudes nas escolas médicas

«Tout s'apprend, même la vertu.»

JOSEPH JOUBERT (1754-1824)

Os programas curriculares tradicionais, nos cursos de medicina, baseiam-se na perspetiva positivista de Abraham Flexner (1866-1959), privilegiando o ensino de competências científicas e técnicas em detrimento da formação ética e humana (Cooke *et al.*, 2006). A reforma desenvolvida por Flexner no início do século XX teve um papel determinante na melhoria da qualidade científica do ensino médico nos EUA, na época desorganizado e em muitos locais deficitário em termos de conteúdos curriculares, formação dos docentes e disponibilidade de laboratórios bem equipados (Pagliosa & Da Ros, 2008).[47] Contudo, a sua ênfase em bases científicas sólidas e aprendizagem de técnicas levou a uma desvalorização da formação humanista dos futuros médicos, ainda que o próprio Flexner, apercebendo-se desta tendência, tenha escrito em 1925, quinze anos após a publicação do seu célebre relatório:

---

[47] Antes da reforma flexneriana, a homeopatia, uma prática sem fundamento científico, ainda era ensinada e valorizada em algumas escolas médicas norte-americanas.

QUE MÉDICOS QUEREMOS?

«A medicina científica na América – jovem, pujante e positivista – é hoje em dia lamentavelmente deficiente na componente cultural e filosófica».

O ambiente altamente competitivo que se vive na maior parte das escolas médicas, promovendo a aquisição de um elevado número de competências teóricas e práticas, num espaço de tempo limitado, conduz a uma inevitável negligência na formação ética e humana dos estudantes. Para Celestino da Costa (2001: 22),

> a competição não é formativa nem criativa: é, sobretudo, espetáculo. A verdadeira educação [...] é direta, vive de influências pessoais. Assim se transmitem as verdades: não me lembro de todos os livros que li, mas lembro-me de todos os homens que me ensinaram, numa transmissão descendente de conhecimentos (dos mais velhos para os mais novos).

Um exemplo da desproporção dos conteúdos curriculares do ensino médico pré-graduado, referido por David Chaput de Saintonge (2009), é o facto de os estudantes terem de conhecer em pormenor todas as etapas do ciclo de Krebs, do qual dificilmente necessitarão na sua futura atividade clínica, mas não receberem formação, pelo menos com a mesma profundidade, sobre as virtudes médicas consideradas indispensáveis para o exercício da profissão médica. Também para Raj Persaud (2004), Professor de Psiquiatria no Hospital Maudsley, em Londres:

> Uma parte substancial do ensino da medicina parece estar focalizada em como lidar com "coisas", como um fígado ou o resultado de testes de função hepática, ao invés de como lidar com pessoas, como pacientes e colegas. Esta falta de formação acerca de como lidar com as pessoas poderá significar que os médicos estão mal preparados no que respeita a uma parte fundamental do seu trabalho e explica muito do *stress* profissional.

Num artigo basilar, Hojat e colaboradores (2009) demonstraram que a empatia dos estudantes de medicina tende a decrescer ao longo do seu percurso académico, paradoxalmente a partir do primeiro ano de contacto clínico com pacientes. Para estes investigadores do Jefferson Medical College, em Filadélfia, alguns fatores que poderão estar implicados neste declínio da empatia incluem a falta de modelos (*role models*) nas escolas médicas, o elevado volume de matérias que têm de ser aprendidas e as limitações de tempo dos alunos. Outros autores (Patenaud *et al.*, 2003), utilizando uma metodologia quantitativa baseada na escala de Kohlberg, verificaram uma diminuição significativa do desenvolvimento moral de estudantes de medicina entre o primeiro e o terceiro anos do curso ($p = 0.028$).

João Lobo Antunes (2008: 205) assegura que, durante as entrevistas realizadas na Faculdade de Medicina da Universidade de Lisboa, para seleção de candidatos ao curso de medicina, «o propósito daqueles jovens era genuíno [...] chegavam à porta da nossa escola imbuídos de um conceito de profissão que tinha como fundamento moral o serviço desinteressado dos outros, ou seja, o altruísmo e o sentido de missão». Infelizmente, muito desse idealismo inicial vai-se perdendo ao longo do curso (Griffith & Wilson, 2003). Um estudo quantitativo realizado em 2007, entre estudantes de medicina da Universidade Complutense de Madrid, procurou investigar as principais razões que levaram os alunos, do primeiro ao sexto ano, a escolherem esta profissão. Os resultados revelaram que a maioria o fez por motivos altruístas ou humanitários, razões intelectuais ou científicas, e razões pessoais (como a tradição familiar). A gratificação pessoal, que incluía motivações económicas e prestígio social, embora não fosse uma das principais, foi considerada mais importante pelos estudantes dos dois últimos anos do curso (Gutiérrez-Medina *et al.*, 2008).

Edmund Pellegrino (2006a) considera que «a influência mais poderosa, positiva ou negativa, para a conduta profissional dos estudantes de medicina, internos e jovens médicos, é a dos seus professores de clínica». Essa influência é, para o bem e para o mal, muito superior à da frequência de cursos ou conferências sobre ética (VM: 177). O nosso autor (2006a) reconhece que o maior obstáculo para o ensino de uma ética das virtudes nas escolas médicas, na atualidade, é precisamente a escassez de bons exemplos entre os educadores médicos, de autênticos mentores, numa sociedade pós-moderna em que o deslumbramento pelas novas tecnologias se traduziu numa desatenção para com o paciente individual como pessoa. Uma das consequências desta situação é a falta de oportunidades dos estudantes aprenderem, pelo exemplo, a forma como os seus docentes interagem com os pacientes:

São cada vez mais raros bons professores de clínica. Muitos abandonaram o ensino personalizado dos fundamentos de clínica à cabeceira do doente para darem maior destaque a procedimentos sofisticados de diagnóstico laboratorial e por imagem. Alguns supõem que será suficiente a realidade virtual de laboratórios de ensino sofisticados. O resultado desta atitude traduz-se em menos oportunidades dos estudantes observarem o relacionamento dos seus tutores com os doentes e o modo como as virtudes são aplicadas de forma diferente por professores diferentes no atendimento dos pacientes.

Num estudo quantitativo, transversal e descritivo, tendo como população de referência estudantes da Faculdade de Medicina da Universidade Federal da Bahia, 70,6% dos estudantes inquiridos afirmaram ter observado algum tipo de conduta inadequada dos seus docentes, que infringia o Código de Ética Médica Brasileiro, no atendimento de pacientes (Almeida *et al.*, 2008). Foi também demonstrado, numa investigação efetuada na Faculdade de Medicina da Universidade de Kentucky, que o contacto dos alunos com bons monitores, durante a sua formação, pode ser determinante na sua escolha da especialidade (Griffith *et al.*, 2000).

Daniel Serrão (1996c: 69), na senda de Pellegrino, refere que «não bastam os livros nem as disciplinas de ética médica no currículo dos cursos. É necessário o exemplo dos mais velhos, dos que praticam cuidados de saúde respeitando a ética das virtudes». Lobo Antunes (1997: 63) afirma igualmente que «a Ética não é aprendida apenas através das técnicas pedagógicas [...] aprende-se também, e de forma talvez mais viva, pelo exemplo».[48] Para outros autores (Erde, 1997), o papel do exemplo na educação médica é confuso e tem limitações, principalmente se não se explicitarem as razões de determinada conduta ou decisão.

---

[48] Sobre o papel determinante de muitos mestres na vida dos discípulos, recordamos a história de DANIEL PENNAC (2009) narrada no seu livro autobiográfico *Mágoas da Escola*. Tendo sido um péssimo aluno durante a maior parte do seu percurso escolar, através da influência de três ou quatro professores extraordinários, que acreditaram no seu potencial e lhe apontaram o caminho, conseguiu entrar na universidade e vir a ser um conceituado professor de francês e escritor de grande sucesso.

O ENSINO DAS VIRTUDES NAS ESCOLAS MÉDICAS

Edmund Pellegrino (VM: 157) reconhece que o ensino das virtudes e dos valores é principalmente da responsabilidade da família, da escola e da comunidade religiosa. Sabe que a maior parte dos estudantes, quando chegam às faculdades de medicina, já têm o seu caráter formado, mas a influência do ensino das virtudes na mudança de atitudes e comportamentos, ainda que limitada, é possível. Contudo, deixa bem claro que aquilo que propõe para a formação dos estudantes de medicina e de outras áreas da saúde é o ensino das virtudes que sejam determinantes para o bom desempenho profissional e declara que «os bons médicos nascem e fazem-se» (Pellegrino, 2006: 14). Diversos estudos confirmam ser possível uma mudança de atitudes dos estudantes de medicina durante a sua formação (Pascale *et al.*, 2008).[49] Noutro ensaio, Pellegrino (1989b) acrescenta ainda que a motivação e interesse dos alunos desempenham um papel crucial.

O nosso autor (VM: 179) defende denodadamente o ensino formal da ética nos programas curriculares do curso de medicina, na medida em que irá facultar aos alunos fundamentos epistemológicos e estimular a sua reflexão crítica acerca de problemas relacionados com a prática clínica, o que poderá contribuir para a formação do seu caráter. Foi um dos pioneiros na introdução da disciplina de Ética nos *curricula* da licenciatura em medicina, nos EUA, numa época em que somente era ensinada a disciplina de Deontologia Médica, que tratava quase exclusivamente da transmissão de regras de conduta e de etiqueta na atividade profissional. Considera o ensino da ética e das virtudes médicas um dever e responsabilidade das escolas médicas, que deveriam também estar mais atentas a falhas graves de conduta ética do seu corpo docente e discente e agir em conformidade (VM: 180). James Drane (2003: 47) sugere também que tanto os jovens médicos como os clínicos mais velhos deveriam ler as biografias dos grandes vultos da medi-

---

[49] Em alguns países, como o Reino Unido, os estudantes de medicina do 4º e 5º anos são encorajados a realizar um estágio no estrangeiro, preferencialmente em países em desenvolvimento. A participação dos estudantes em ações humanitárias transculturais, nacionais ou internacionais, são uma forma de promover a compaixão, altruísmo e outras virtudes, além de contrariar a perda de idealismo que muitas vezes se verifica ao longo do curso.

cina, de modo a serem inspirados pelo seu exemplo de vida e de conduta moral.

Respondendo claramente à questão de ser ou não possível o ensino das virtudes, Pellegrino (VM: 176) é perentório: «Sim, pensamos que as virtudes essenciais ao exercício da medicina podem ser ensinadas, pelo menos em parte e com alguma esperança de sucesso». Porém, está consciente da enorme dificuldade em se avaliar de forma objetiva se o ensino das virtudes através da prática, do exemplo e do ensino da bioética, contribui efetivamente para formar melhores médicos: «Para testar este resultado teríamos de observar uma amostra selecionada de alunos em diversas situações morais, antes e depois da nossa tentativa de ensinar as virtudes. As dificuldades metodológicas de tal estudo são, obviamente, intransponíveis» (VM: 179). Todavia, o facto de uma investigação deste tipo ser complexa e intangível não retira importância ao assunto, pois recorda que há muitas outras disciplinas que integram os programas do *curriculum* médico, como por exemplo, algumas ciências básicas, cuja influência no exercício futuro da atividade clínica seria igualmente muito difícil de quantificar, apesar de serem unanimemente consideradas imprescindíveis (Pellegrino, 1984).

Margarida Vieira (2009) refere que também Florence Nightingale (1820-1910), considerada a fundadora da enfermagem moderna, estava preocupada «primariamente com o caráter e o comportamento da pessoa do enfermeiro, mais do que na organização dos serviços ou no grupo profissional. Um comportamento apropriado, acreditava Nightingale, poderia ser conseguido através da educação e do treino».

Num artigo de referência, Frederic Hafferty e Ronald Franks (1994) salientam que, durante o processo de formação dos estudantes de medicina, são transmitidos valores e atitudes não apenas através dos programas curriculares, mas também, de uma forma mais subtil, através do que denominam de "curriculum escondido ou oculto" (*hidden curriculum*). Esta formação raramente se aprende nas salas de aula das escolas médicas mas, acima de tudo, na escola da vida, conforme assinala João Lobo Antunes (2002: 198):

O currículo escondido constrói-se até ao dia em que se morre como médico [...] Às vezes é expresso silenciosamente: um olhar ou um sorriso bastam, mas baseia-se muito numa tradição oral, feita de histórias, anedotas, experiências pessoais, aforismos ou sentenças. Caracteristicamente, não tem horário e não concede créditos ou diplomas. É, na essência, o currículo da matéria que não é dada.

No relatório *El Médico del Futuro*, elaborado pela Fundación Educación Médica (2009), que pretende servir de base a reformas educativas no ensino pré e pós-graduado de medicina em Espanha, é afirmada a centralidade dos valores da profissão num mundo em mudança acelerada. Neste documento, é traçado o perfil do médico do futuro segundo um modelo holístico biopsicossocial. Deve ser um médico que trate doentes e não doenças, que tenha atitude crítica, seja bom comunicador e empático, seja responsável, seja líder da equipa assistencial, seja competente, seja honrado e digno de confiança, seja dedicado ao paciente e tenha em conta os valores do profissionalismo. Os autores desta obra defendem que «el médico que queremos debe saber moverse, por encima de todo, en el mundo de los valores, que impregnan explícita o implícitamente los relatos de los pacientes y que, en definitiva, son los que dan sentido a su vida y a su enfermedad».

Na opinião de Jaime Celestino da Costa (2001: 150), o principal problema do ensino médico em Portugal reside «na seleção dos alunos que entram nas nossas faculdades de medicina». Também para Pellegrino (VM: 150), «escolher estudantes de bom caráter é a esperança de todas as comissões de admissão das escolas médicas. Se a comissão for bem sucedida, a escola terá dado um passo importante na produção de médicos virtuosos», mas reconhece as dificuldades deste processo de seleção. Segundo Walter Osswald (2007: 126), a melhor forma de colmatar o reconhecido *déficit* de formação bioética que os estudantes universitários demonstram seria através da inclusão, nos conteúdos curriculares das várias disciplinas do ensino secundário, de uma abordagem bioética de temas relacionados com cada disciplina. Este ensino seria complementado pela reflexão e integração dos conhecimentos numa «área de desenvolvimento pessoal e de educação para a cidadania», sob a responsabilidade de um docente com formação em bioética. Nas suas palavras, «essa integração exige uma antropologia filosófica como base de sustentação e a discussão de conceitos fundamentais, tais como valores, virtudes, direitos e deveres».

Numa entrevista que concedeu à revista *Physician*, Pellegrino (1998a) fala-nos da sua experiência pessoal como professor de estudantes de medicina, referindo que os seus objetivos pedagógicos envolvem dois aspetos fundamentais:

> Primeiro, eu desafio-os intelectualmente a justificarem qualquer afirmação relevante que façam. Não apenas para mim, mas para si próprios. Como chegou a essa conclusão? Que razões apresenta? Eu quero que os alunos reflitam sobre as implicações do seu pensamento. O meu desejo é ensiná-los a pensar de forma crítica e clara. Segundo, eu procuro modificar o seu comportamento [...] no sentido de virem a ser bons médicos, sensíveis e comprometidos com uma vocação superior. Eu procuro ajudar a formar o caráter de um bom médico. Além disso, procuro ensinar-lhes algumas virtudes elementares como a honestidade, a fidelidade à promessa e a coragem.

Assim, pensamos que também nas escolas médicas nacionais deverá ser valorizada a formação humanista dos alunos, designadamente pela introdução desta componente nos programas curriculares, mas não esquecendo, como salienta Pellegrino, que a formação do caráter e a aprendizagem das virtudes dos futuros médicos começa no seio da família e é adquirida em grande medida pelo exemplo dos Mestres.

Capítulo VII
Medicina e humanidades

> *«One of the essential qualities of the clinician is interest in humanity, for the secret of the care of the patient is in caring for the patient.»*
>
> FRANCIS W. PEABODY (1881-1927)

O Humanismo foi um movimento filosófico e cultural que surgiu no século XV na Europa renascentista. O termo provém da palavra *umanisti*, utilizada nas universidades italianas no Renascimento para designar os eruditos professores das humanidades (HP: 163). Era convicção destes docentes que as disciplinas que integravam os *studia humanitatis* (a gramática, a retórica, a história e a filosofia) eram mais importantes que as outras disciplinas lecionadas, na medida em que somente aquelas podiam «transformar o conhecimento do homem num conhecimento inteiramente humano» (Carvalho, 2006). Podemos definir as humanidades como sendo o «conjunto das disciplinas que contribuem para a formação do homem, independentemente de qualquer finalidade utilitária imediata» (Antunes, Estanqueiro & Vidigal, 1995). O estudo e ensino das humanidades valorizava a linguagem e baseava-se nos textos clássicos em latim, grego e hebraico.

A grande separação entre as ciências e as humanidades teve lugar nos séculos XVII e XVIII, por influência do Iluminismo (Figura 3).[50] Esta cisão teve profundas repercussões em vários domínios, sendo responsável pela implementação da racionalidade científica como paradigma dominante. A medicina passou a ser encarada como uma ciência pelo mundo académico, obtendo o mesmo estatuto que a física, a química ou a biologia, o que contribuiu para os enormes êxitos alcançados no conhecimento da etiopatogenia das doenças e seu tratamento, bem como para o desenvolvimento da farmacologia, da genética e da medicina de intervenção. Contudo, passou a valorizar-se um modelo biomédico ou biomecânico no ensino e prática da medicina, em detrimento de uma conceção holística, antropológica ou biopsicossocial da pessoa doente e da centralidade das virtudes no encontro clínico, que só nas últimas décadas tem vindo a ser novamente apreciada.

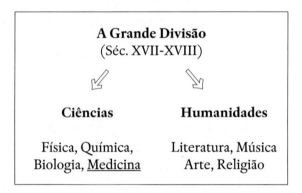

FIGURA 3 – A separação entre as ciências e as humanidades por influência do Iluminismo (adaptado de CHAPUT DE SANTOINGE, 2009)

---

[50] O Iluminismo foi um movimento intelectual que surgiu na Europa nos séculos XVII e XVIII. Caracterizava-se por valorizar a razão humana, defender a igualdade dos cidadãos perante a lei, considerar ser possível alcançar a perfeição através da educação e criticar a visão teocêntrica do mundo, então dominante. Na Alemanha, IMMANUEL KANT (1724--1804) foi um dos principais representantes do movimento.

MEDICINA E HUMANIDADES

Walter Osswald (2001: 19) partilha desta opinião,

A partir do Iluminismo e da aceitação da ciência como esperança de salvação, as coisas modificaram-se: a medicina rejeitou a sua componente de arte para se declarar ciência, dura e pura, exibindo desvanecidamente as suas descobertas e progressos e prometendo a resolução, para breve, das imensas áreas de desconhecimento que maculam o mapa das suas conquistas.

O modelo biomédico, que tem sido o mais divulgado e dominante na sociedade contemporânea, está focalizado na doença, enquanto que o antropológico, como o próprio nome indica, se encontra centrado na pessoa doente. Segundo Pellegrino (2002a), tendo em conta as quatro dimensões geralmente envolvidas numa relação médico-paciente (biológica, psicológica, social e espiritual), qualquer modelo que apenas tenha em consideração uma delas será sempre insuficiente e redutor. Nas suas palavras, «a limitação empírica mais grave do modelo biomédico é ser unidimensional, negar a complexidade da experiência de estar doente e, portanto, a complexidade que envolve o tratamento e cuidado dos doentes.»

No encontro clínico as circunstâncias não são reprodutíveis, nem sequer para o mesmo doente, noutra ocasião. Ao contrário da ciência, que através do método científico procura determinar conhecimentos baseados na observação sistemática e controlada, que se forem reprodutíveis se poderão generalizar, a medicina é, na sua essência, a ciência do caso particular. Por esse motivo, terá de ser necessariamente humanista, até porque, muitas vezes, o elemento mais importante na relação assistencial não tem caráter científico. Caso contrário, não se estará a exercer verdadeira medicina, mas uma amálgama de técnicas, ciência e psicologia (HP: 191-192).

Edmund Pellegrino (HP: 156), na esteira do pensador romano do século II d.C. Aulus Gellius, identifica dois conceitos distintos de humanismo na medicina. Por um lado, a noção derivada da palavra latina *humanitas* ou do vocábulo grego *paideia*, que significava o ensino e a formação em humanidades e que podemos designar de componente educacional; por outro lado, o sentido de compaixão ou filantropia nas relações humanas e em particular no encontro médico-paciente, que podemos denominar de componente relacional. Na sua opinião, as duas vertentes são necessárias na prática clínica.

Na conceção de Pellegrino (HP: 118), o humanismo caracteriza-se pela preocupação genuína pela centralidade da pessoa humana em cada aspeto da atividade profissional, o que se traduz no respeito pela sua liberdade, dignidade e sistema de valores, numa demonstração de cuidado e interesse pelo seu bem-estar. O seu conceito de humanismo não se restringe assim a um ideal educacional ou literário, nem está dependente de uma formação clássica nas humanidades. Segundo Patrão Neves (2002), a própria bioética é um movimento de expressão humanista porque pretende contribuir «para a preservação e promoção do humano».

De uma maneira geral, a referência ao humanismo ou humanização, no contexto da saúde, está relacionada com a necessidade sentida de que os médicos e outros profissionais tenham um interesse sincero pelos pacientes como pessoas. Sir William Osler (1849-1919), um dos fundadores do Hospital Johns Hopkins, em Baltimore, pretendendo destacar a importância deste aspeto na relação clínica, referia que «é mais importante conhecer o doente que tem a doença do que conhecer a doença que o doente tem».

A primeira obra de Edmund Pellegrino, *Humanism and the Physician*, editada em 1979, procura precisamente chamar a atenção para a relevância e utilidade das humanidades para o exercício da medicina. Na sua opinião, é fundamental o recurso às humanidades para se compreenderem melhor as questões éticas e os valores envolvidos em muitas decisões clínicas, para se poder fazer uma autoanálise crítica da prática da profissão, e porque são elas que conferem as atitudes e competências que distinguem um médico culto de um simples executor de um conjunto de técnicas e procedimentos (HP: 3). Considera que um relacionamento verdadeiramente humanista entre o médico e o paciente permite que cada um expresse o mais possível a sua humanidade (HP: 128).

Na opinião de Pellegrino (HP: 3), um médico culto está melhor habilitado do que um outro que apenas tenha desenvolvido competências técnicas e científicas, para atender às várias dimensões do ato médico, que quase sempre envolvem fatores sociais e mentais para além da componente física ou biológica. Segundo o nosso autor (HP: 164),

William Osler é um bom exemplo de um médico humanista, na medida em que possuía:

> extraordinário talento clínico, espírito científico, preocupação em alcançar a perfeição naquelas aptidões que têm sido tradicionalmente identificadas com uma educação liberal – a capacidade de pensar, escrever e falar com clareza, bom gosto, capacidade de persuasão e sensibilidade moral.

Pellegrino (HP: 214) sublinha que um médico culto se distingue dos seus pares pela sua capacidade de pensar de forma crítica e inteligente fora do âmbito estrito da medicina e sugere que uma das formas mais eficazes dos médicos evitarem a rotina, o tédio e o desânimo na sua atividade profissional é através do estudo sistemático de pelo menos uma das humanidades ao longo da vida. Concorda com a proposta do filósofo norte-americano Albert William Levi, que dividiu as humanidades em três áreas principais, designadamente a comunicação (linguagem e literatura), a continuidade (história) e a crítica ou reflexão (filosofia). As humanidades ajudam a refletir criticamente sobre as decisões clínicas, que envolvem quase sempre aspetos éticos, e o impacto que podem ter na vida dos doentes. Facultam ao médico instrumentos que lhe permitem fazer uma autoanálise séria e honesta sobre as decisões tomadas, tendo em vista o aperfeiçoamento da sua prática profissional, evitando o conformismo e a repetição de erros evitáveis (HP: 4).

A medicina tem claramente um componente científico, na medida em que utiliza metodologia das ciências na prossecução dos seus fins, mas tem igualmente um componente humanístico, que valoriza todas as dimensões da vida humana. Conforme anota Elio Sgreccia (2009: 14), os valores éticos integram a cultura humanística, os factos biológicos associam-se à cultura científica.

Para Pellegrino (HP: 17), a medicina é a mais humanista das ciências e a mais científica das humanidades. Nas suas palavras,

> A medicina é uma ciência humanista, uma vez que tem de examinar o ser humano simultaneamente como pessoa e objeto de estudo. Por um lado, para compreender o ser humano como objeto de estudo utiliza uma linguagem objetiva, factual e científica e o método das ciências, "expur-

gando" necessariamente todo o mito; por outro lado, para compreender o ser humano como pessoa, deve ter em conta todos os aspetos subjetivos, imaginários, intencionais, autoconscientes e mitológicos (HP: 34).

Van Rensselaer Potter (1971) sugeriu que a bioética poderia ser a ponte epistemológica entre as duas culturas mencionadas pelo físico e escritor inglês C. P. Snow (1905-1980), devido à sua natureza transdisciplinar, que abrange as ciências e as humanidades, bem como à sua perspetiva ecológica ou global, não se restringindo ao âmbito das ciências da saúde. O autor de *Humanism and the Physician* considera ser a medicina a disciplina que reúne as melhores condições para ser o elo de ligação entre a cultura científica e a humanística (HP: 219). Também para João Lobo Antunes (2001: 44), «a tese de Snow continua a suscitar controvérsia e alguma irritação, mas agrada-me por entender eu que a medicina, filha de mãe jovem, a biologia, e pai idoso, a filosofia [...] é, por excelência, a cultura que harmoniza as outras duas, tão antipaticamente dissonantes.»

Esta perspetiva parece-nos mais realista, pois, ao contrário da medicina, a bioética não surgiu no contexto das ciências humanas mas das ciências médicas (Renaud I., 2006). Além disso, não se pode falar com propriedade de um único modelo de bioética mas de vários, desde uma perspetiva mais restrita de uma ética dos cuidados de saúde a uma mais ampla de bioética ambiental, assim como os vários desenvolvimentos desta nova área do saber humano nos diferentes contextos geográficos e culturais do globo (Patrão Neves, 2005).

O ensino das humanidades nas escolas médicas

Uma das áreas a que Edmund Pellegrino se tem dedicado, ao longo dos anos, tem sido a valorização do contributo das humanidades na formação dos estudantes de medicina. O ensaio «The Most Humane of the Sciences, the Most Scientific of the Humanities», que integra o seu livro *Humanism and the Physician*, constitui uma espécie de manifesto sobre o assunto. Na opinião de Engelhardt Jr. e Jotterand (2008: 13), este texto, apresentado inicialmente na Faculdade de Medicina da Universidade da Virginia, em 1970, foi determinante para a integração do ensino das humanidades nos programas curriculares das escolas médicas norte-

-americanas. Neste país, são relativamente poucos, na atualidade, os cursos de medicina sem esta valência (McElhinney, 2000).

Pellegrino (2008a: xiv) defende que qualquer médico que pretenda ser mais do que um simples técnico na sua prática clínica, por muito competente que seja, terá necessariamente de recorrer aos estudos humanísticos em busca de sentido para aquilo que faz, algo que a ciência jamais será capaz de revelar. O nosso autor (1984) enfatiza que a atividade médica envolve competências que não são obtidas através do conhecimento científico:

O diagnóstico diferencial é um exercício de dialética; a colheita da história clínica é o desenvolvimento de uma narrativa, na verdade uma biografia, utilizando uma fonte primária ímpar que é o próprio paciente; a relação médico-paciente é um exercício de comunicação, que requer uma perceção profunda do significado de palavras, linguagem e cultura.

Pedro Laín Entralgo (1969/2003) tem a mesma opinião, quando afirma que «o profissional que seriamente queira exercer medicina, terá que dominar o saber das humanidades». Já Abel Salazar (1889-1946), que se notabilizou como cientista, pintor, escultor, ensaísta, historiador e crítico de arte, afirmava que "o médico que só sabe medicina, nem medicina sabe".

Ao longo dos séculos, muitos foram os clínicos que se dedicaram às artes ou sentiram a necessidade de complementarem a sua formação científica pelo estudo das humanidades. O médico de família Mário Moura (2008) narra a sua experiência:

No meu tempo o ensino da medicina era exclusivamente biológico e passei um ano inteiro a estudar a anatomia do corpo humano. Em breve senti necessidade de alargar os meus horizontes, pois esta base exclusivamente anatómica parecia-me "curta" e estudei psicologia na Faculdade de Letras e diversifiquei a procura das minhas leituras.

Segundo Pellegrino (1981), as competências que devem constar dos programas de estudos humanísticos, na formação médica pré-graduada, incluem a capacidade de reflexão crítica, a capacidade de ouvir e ler de

QUE MÉDICOS QUEREMOS?

forma inteligente, a capacidade de tomar decisões éticas, a capacidade de apreciar a arte, bem como a capacidade de compreender a História. Defende que o ensino das humanidades liberta a mente e a imaginação, estimula a criatividade e proporciona uma melhor apreciação da complexidade da condição humana. Promove ainda o desenvolvimento das qualidades associadas a uma educação liberal, designadamente «a capacidade de demanda da verdade, de se compreenderem os valores dos outros e deste modo avaliar os próprios, de se conceber uma resposta para os problemas da existência, e de comunicar de forma clara e persuasiva» (Pellegrino, 1984). As disciplinas que poderão integrar o *curriculum* das humanidades, pela sua faculdade de enriquecimento do espírito humano, são a filosofia, a história da medicina, a literatura, a antropologia, a psicologia, a sociologia, a arte, a teologia, o direito e, naturalmente, a bioética.

Os objetivos desta formação, aplicada à medicina, incluem a discussão sobre atitudes e virtudes do médico na sua atividade profissional; a reflexão crítica acerca do papel do médico na relação com o paciente e na sociedade contemporânea; a comunicação com o paciente, a família e a sociedade; a apreciação do contexto sociocultural da doença; a temática da humanização dos cuidados de saúde; bem como a exposição a obras clássicas da literatura que promovam a reflexão sobre o exercício da medicina, a relação médico-paciente, o sofrimento e a morte (Paola, Walker & Nixon, 2009). Pellegrino (1984) considera que a literatura tem provado ser uma forma eficaz de ensinar o cuidado e compaixão pelos doentes, pelos que sofrem e pelos que estão a morrer.

Nos Estados Unidos, os programas mais bem sucedidos incluem uma disciplina de "Introdução às Humanidades" no primeiro ano do curso médico, disciplinas específicas nos anos do ciclo clínico, algumas delas opcionais, de acordo com os interesses dos alunos, assim como a realização de seminários e aulas teóricas acompanhadas de discussão em pequenos grupos. Para além de um ensino mais formal, tendo em conta os objetivos enunciados, pretende-se que os estudantes tenham a oportunidade de refletir, de modo crítico e construtivo, acerca da abordagem de casos clínicos e dilemas éticos específicos encontrados na prática clínica. Pellegrino (1984) adverte, porém, que os casos clínicos devem ser bem selecionados, as questões que levantam devem

MEDICINA E HUMANIDADES

ser claramente definidas, e devem ser acompanhados de leituras complementares, para melhor compreensão do problema.

O nosso autor (HP: 27) pretende que a formação humanística tenha uma aplicação prática na atividade clínica quotidiana e que o ponto de partida para a reflexão seja sempre «um ser humano real enfrentando um problema real envolvendo valores, expectativas e preferências». Lamenta que, por vezes, a inclusão de disciplinas da área das humanidades nos *curricula* dos estudantes de medicina represente mais uma sobrecarga de conhecimentos e informações que têm de dominar em vez de facultarem o espaço e oportunidade de reflexão subjacente ao espírito da educação liberal (HP: 22). Porém, um dos sinais promissores da utilidade e relevância do ensino das humanidades nos cursos de medicina é o número crescente de estudantes norte-americanos que, após a licenciatura, realizam cursos de formação pós-graduada em bioética e áreas afins.

O filósofo espanhol contemporâneo Fernando Savater (1997) defende que, mais importante que a escolha das disciplinas humanísticas que se incluam no plano de estudos, é o modo como são ensinadas. Considera lamentável que por vezes o ensino de línguas ou da própria filosofia seja transmitido de uma forma monótona, desinteressante e normativa, cerceando o prazer da descoberta, o estímulo intelectual e o debate de ideias. Pior ainda, pode levar a uma aversão dos estudantes por estas disciplinas, que é precisamente o oposto do que se pretende com a introdução a estas áreas do saber. Salienta que «o professor que quer ensinar uma disciplina tem que começar por suscitar [nos alunos] o desejo de a aprender» (1997: 88).

Infelizmente em Portugal, à semelhança de muitos outros países, os *curricula* da formação pré-graduada da maior parte das escolas médicas, seguindo um modelo científico-positivista, valorizam principalmente a aquisição de conhecimentos e competências técnicas, em detrimento de uma formação clássica sólida em estudos humanísticos. Acresce o facto de o ensino secundário separar relativamente cedo, no 10º ano de escolaridade, as disciplinas da área de ciências das humanidades, geralmente consideradas o parente pobre do ensino secundário, e para o cálculo da média final de acesso ao curso de medicina as classificações obtidas nos exames nacionais a três disciplinas, todas elas da área

QUE MÉDICOS QUEREMOS?

de ciências, terem um papel determinante. Segundo Sir David Weatherall (2000), o sistema de ensino britânico padece da mesma pecha:

> Os jovens, se desejam ser médicos, têm de se distinguir em ciências no ensino secundário a partir dos quinze anos, depois passam cinco ou seis anos tentando dominar os programas curriculares sobrecarregados das escolas médicas, após o que são atirados para a linha da frente da agitada vivência hospitalar moderna. Não admira que nunca tenham tempo para aprenderem o suficiente sobre o mundo para serem capazes de refletirem acerca dos problemas multifacetados das pessoas doentes.[51]

Tem-se assistido também, nos últimos anos, a uma valorização crescente da componente técnica e científica de outras disciplinas da área da saúde, nomeadamente a enfermagem (Bloom, 2004). Por outro lado, na opinião de Pellegrino (HP: 23), as ciências sociais e humanas como a psicologia e a sociologia, apesar de importantes, não substituem outras áreas das humanidades que deveriam integrar os programas curriculares do ensino médico. Na sua procura de objetividade, têm-se tornado estudos especializados em que o recurso à estatística e metodologias científicas se sobrepõem à reflexão sobre as dimensões psíquicas e sociais da pessoa humana.

Há todavia sinais de esperança. No curso de medicina da Escola de Ciências da Saúde da Universidade do Minho existe uma área curricular, em todos os anos do curso, designada por "Domínios Verticais", que inclui a antropologia, a filosofia, a história da medicina, a literatura e a arte, bem como os designados "Casos do Mês" que consistem na seleção, pelos alunos, de situações da atualidade local, nacional ou internacional que mereçam reflexão; "Uma Pessoa Confessa-se", que consiste no diálogo vivo e presencial com personalidades públicas de reconhecido mérito, e "Manta de Retalhos", que são apresentações

---

[51] JOÃO LOBO ANTUNES (2001: 23) lastima a escassa cultura humanística da maioria dos candidatos ao curso de medicina na Faculdade de Medicina de Lisboa, avaliada por meio de uma entrevista de seleção. Se essa experiência pedagógica tivesse sido realizada noutras escolas médicas nacionais, os resultados seriam provavelmente semelhantes.

pelos alunos de obras literárias e artísticas por eles escolhidas ou da sua autoria (Pinto-Machado, 2006).

Parece-nos que esta abordagem traduz uma melhor integração e articulação das humanidades com a vivência clínica durante a formação médica pré-graduada. Trata-se de uma filosofia distinta de outros modelos em que o ensino das humanidades, quando existe, é pontual, muitas vezes opcional e desarticulado dos restantes conteúdos curriculares, como uma espécie de contrapeso para compensar o paradigma científico dominante (Oliveira, 2009).

Para Pellegrino (HP: 20), a sociedade atual necessita de médicos que, «além de serem tecnicamente competentes, sejam compassivos e instruídos, que possam entender como o seu trabalho se relaciona com a cultura de que fazem parte, e que possam lidar com empatia com outros seres humanos em sofrimento», mas reconhece que «todos estes atributos raramente se encontram numa só pessoa. Um modelo de formação, mesmo baseado em estudos humanísticos, não pode garantir todos».

Em nossa opinião, devemos ter em conta as recomendações de Edmund Pellegrino, Pedro Laín Entralgo e outros autores sobre a necessidade de se valorizar o ensino das humanidades nos cursos de medicina, pois como refere também João Lobo Antunes (2005: 92),

> percebi há muito que a medicina tem um travo diferente quando é praticada por médicos cultos não só porque apreendem mais facilmente a complexidade do que é estar doente [...] mas também porque desenvolvem aptidões como empatia, curiosidade, sentido de humor, imaginação, disponibilidade, que lhes permitem saborear melhor a profissão que abraçaram.

Capítulo VIII
A relação médico-paciente na literatura

> «*To cultivate literature, philosophy, history, painting, or music is to add special dimensions of delight to living. These pursuits delight us because they correspond so closely with those capacities that most clearly distinguish us as human – the capabilities to recognize and experience truth, beauty, and virtue.*»

EDMUND D. PELLEGRINO (1984)

A linguagem é um elemento chave na relação assistencial entre o médico e o paciente. Para a elaboração deste capítulo seguimos o desafio de Edmund Pellegrino de refletir acerca deste encontro singular, a partir de algumas obras literárias de vários autores consagrados. Nessas obras encontramos inúmeros exemplos que demonstram a relevância e indispensabilidade das virtudes na prática clínica. Além disso, na opinião do nosso autor (idem),

Através das palavras criativas de George Eliot, Tolstoi, Chekhov, Camus ou Thomas Mann, a experiência de ser médico, de estar doente ou a morrer podem ser evocadas e sentidas com grande vigor. A literatura também ensina as subtilezas da linguagem, e o modo como a sua forma e estrutura comunicam a experiência interior de outra pessoa.

Começaremos pelo livro *A Morte de Ivan Ilitch*, de Lev Tolstoi, considerado uma obra-prima da ficção russa e um clássico da literatura mundial, que analisa de um modo detalhado os principais aspetos envolvidos na relação médico-paciente.[52] Nesse sentido, utilizaremos esta narrativa como paradigma de uma reflexão bioética, embora fazendo algumas referências a outras obras literárias que abordam esta temática.[53] Pretendemos assim refutar alguns argumentos dos que criticam a inclusão do ensino da literatura e das humanidades nos cursos médicos, como sendo apenas um entretenimento desfasado da atividade clínica ou destinado a uma elite de intelectuais.

Lev Tolstoi, também conhecido como Léon Tolstoi ou Lev Nikoláievich Tolstoi (1828-1910), foi um escritor russo muito influente na literatura e política do seu país. É considerado, com Fiódor Dostoievski (1821-1881), um dos maiores romancistas da literatura russa do século XIX. Associado à corrente realista, as suas obras mais famosas são *Guerra e Paz*, onde Tolstoi retrata, através do percurso de cinco famílias, a sociedade russa do início do século XIX, a pretexto da invasão napoleónica de 1812, e *Anna Karenina*, que reflete os valores morais e sociais da Rússia dessa época.

A Morte de Ivan Ilitch é um livro pouco volumoso, principalmente se o compararmos com as obras do autor acima referidas, escrito num estilo simples, direto e sem floreados, sobre um tema sempre difícil e complexo mas intemporal. A falta de sentido do sofrimento e da morte, o desejo de imortalidade, a (aparente) ausência de Deus, são sentimentos humanos universais, expressos nesta novela de modo sublime. No prefácio da edição que utilizamos desta obra, António Lobo Antunes refere que «não há sentimento que nele não figure, não há emoção que não esteja presente. Tudo o que somos se acha em poucas páginas, escrito de uma forma magistral».

---

[52] LEV TOLSTOI (2008). *A Morte de Ivan Ilitch*. Biblioteca Clássicos António Lobo Antunes. Lisboa: Dom Quixote.

[53] Todas as obras literárias se encontram referenciadas nestas notas, mas não foram incluídas na bibliografia geral. As citações destas obras encontram-se em itálico, para se distinguirem das demais.

A descrição do encontro do juiz Ivan Ilitch, principal personagem desta obra, com um médico famoso, que Ilitch consulta por insistência da mulher, quando surgem os primeiros sintomas da doença que o vitimou, revela o paternalismo exacerbado do clínico, certamente comum na Rússia do século XIX, bem como uma total insensibilidade para com as preocupações do paciente, pois estava aparentemente mais interessado no seu diagnóstico brilhante do que no bem-estar e recuperação da saúde do doente. Esta atitude de insuportável superioridade não era estranha a Ilitch, pois era a que ele próprio assumia perante os arguidos na sua atividade profissional como juiz:

> *Tudo se passou como esperava; tudo aconteceu como sempre acontece. A espera, e o ar importante, afetado do médico, esse ar que ele conhecia do tribunal, a palpação, a auscultação, as perguntas, que exigiam respostas previamente determinadas e que eram portanto desnecessárias, e o ar de importância, que implicava que o senhor só tem de se entregar nas nossas mãos e nós tratamos de tudo – nós sabemos sem qualquer dúvida como tudo se faz, tudo da mesma maneira para todas as pessoas, sejam elas quem forem. Exatamente como no tribunal. Como ele no tribunal assumia um certo ar em relação ao arguido, também o médico famoso assumia esse mesmo ar em relação a ele.*
> *Para Ivan Ilitch só uma questão era importante: a sua situação era perigosa ou não? O médico ignorou essa pergunta inadequada [...] Não estava em questão a vida de Ivan Ilitch, mas uma discussão entre rim solto e apendicite. E essa discussão resolveu-a o médico de um modo brilhante aos olhos de Ivan Ilitch em favor da apendicite... Tudo isto era ponto por ponto aquilo que Ivan Ilitch fazia mil vezes aos arguidos daquela mesma maneira brilhante. O médico fez o seu resumo do mesmo modo brilhante e olhando com ar solene, e mesmo alegre, por cima dos óculos para o arguido. Pelo resumo do médico Ivan Ilitch concluiu que estava muito mal, mas que para o médico, e talvez para todos, isso era indiferente.*

O escritor português José Rodrigues Miguéis (1901-1980), exilado nos EUA desde 1935, não teve melhor sorte no seu contacto com alguns médicos que o assistiram durante o seu internamento no Hospital Bellevue, em Nova Iorque, aquando da 2.ª Grande Guerra. Eis o testemunho de uma dessas ocasiões, que descreve na sua autopatografia *Um homem sorri à morte com meia cara*: «*Estava agora na presença de* [médicos] *estranhos, que nada sabiam de mim nem tinham comigo nenhum laço, e para quem eu era apenas mais um caso de hospital, um objeto de curiosidade clínica [...] Eu não existia, era um feixe de sintomas.»*[54] Num outro excerto desta obra, Miguéis faz, porém, a ressalva:

> *Se, ao traçar alguns episódios, rocei aqui-além pela ironia, é sempre com profundo respeito e comovida gratidão que me refiro aos autênticos apóstolos da Medicina que tenho conhecido [...] Nem de longe tentei reincidir na sátira de que há milénios eles têm sido alvo. Pode dizer-se dos médicos o mesmo que das mulheres e dos judeus: crivados de epigramas e ataques, a humanidade não sabe nem pode viver sem eles.*

Como sublinha Pellegrino, um dos elementos mais importantes para o estabelecimento de uma relação de confiança entre o médico e o paciente é uma comunicação eficaz, que inclui ouvir com empatia a sua história, deixá-lo expressar as suas preocupações e, sempre que possível, transmitir-lhe com palavras que ele possa entender o diagnóstico e eventual tratamento da sua condição. Nada disto se verificou nos vários encontros de Ivan Ilitch com os diferentes médicos a quem recorreu. Após a primeira consulta,

> *Ivan Ilitch saiu devagar, sentou-se tristemente na caleça e foi para casa. Durante todo o caminho não parou de magicar em tudo aquilo que o médico dissera, tentando traduzir em linguagem simples todas aquelas palavras complicadas, obscuras e ler nelas a resposta à pergunta: o meu estado é mau, muito mau, ou não é ainda nada de muito grave?*

Muitas vezes, como refere Manuel Alegre, *«os médicos falam outra língua, quem é que pode entrar naquele código».*[55] Contudo, é ao médico que compete essa responsabilidade de descodificar a linguagem técnica e científica, incompreensível para leigos, por palavras que o paciente entenda e possa aplicar à sua situação clínica concreta.

---

[54] José Rodrigues Miguéis (1984). *Um homem sorri à morte com meia cara.* Lisboa: Estampa, pp. 40 e 15.

[55] Manuel Alegre (1989). *Jornada de África.* Lisboa: Dom Quixote/Círculo de Leitores, p. 171.

A RELAÇÃO MÉDICO-PACIENTE NA LITERATURA

Joan Didion, autora da peça de teatro *O Ano do Pensamento Mágico*, revela a sua dificuldade em compreender a linguagem utilizada pelos médicos que assistiam a sua filha Quintana, quando esta esteve internada no Centro Médico da University of California, Los Angeles (UCLA), na sequência de uma hemorragia cerebral:

> *Pus mais uma coisa na mala da Quintana esta manhã. A edição de Neuroanatomia Clínica que comprei na livraria da UCLA quando não percebia nada do que diziam os médicos. Este livro tem estado na minha mesa-de-cabeceira no [Hotel] Beverly Wilshire há cinco semanas e continuo a não perceber nada do que dizem os médicos.*[56]

A escritora chilena Isabel Allende, na obra *Paula*, que relata a doença hematológica que vitimou a sua filha, é ainda mais contundente na crítica ao médico especialista que a acompanhava. No seu diálogo imaginário com a filha em coma, revela a sua angústia e a aparente indiferença e distanciamento emocional do médico:

> *Todas as manhãs percorro os corredores do sexto piso à caça do especialista para indagar novos pormenores. Esse homem tem a tua vida nas suas mãos e eu não confio nele; passa como uma corrente de ar, distraído e apressado, dando-me nebulosas explicações sobre enzimas e cópias de artigos sobre a tua doença que eu tento ler mas não entendo. Parece mais interessado em alinhavar as estatísticas do seu computador e as fórmulas do seu laboratório do que no teu corpo crucificado pousado nesta cama. É assim esta enfermidade, uns recuperam da crise em pouco tempo e outros levam semanas na terapia intensiva; dantes os pacientes pura e simplesmente morriam, mas agora podemos conservá-los vivos até o metabolismo funcionar de novo, diz-me ele sem me olhar nos olhos.*[57]

O oncologista brasileiro Dráuzio Varella, no seu livro *O médico doente: A experiência de um médico como paciente*, ajuda-nos a compreender os sentimentos de um clínico "do outro lado" da relação. Varella descreve com realismo a atitude do colega que lhe revelou a etiologia da sua doença,

---

[56] JOAN DIDION (2009). *O Ano do Pensamento Mágico: Uma peça de Joan Didion baseada nas suas memórias.* Lisboa: Bicho do Mato, p. 57.
[57] ISABEL ALLENDE (2001). *Paula.* Algés: Difel, p. 16.

QUE MÉDICOS QUEREMOS?

à semelhança do diagnóstico triunfalista do primeiro médico de Ilitch: «*É povoada de contradições a prática da medicina: na voz do médico havia um misto de lamento pela gravidade do diagnóstico e uma ponta de orgulho por ter chegado a ele*».[58] Apesar do conhecimento do diagnóstico da doença ter habitualmente um efeito tranquilizador no paciente,[59] tratando-se da temível febre amarela as notícias não podiam ser animadoras: «*De um lado, esclarecer o diagnóstico trouxe alívio: nada é pior do que lidar com o desconhecido. De outro, não foi agradável saber que se tratava de uma virose para a qual não existe tratamento e que evoluiria para a cura ou o óbito sem que eu nada pudesse fazer, além de encontrar forças para enfrentá-la*».

Miguel Torga (1907-1995) revela também, no seu último *Diário*, de que forma a sua experiência como médico influenciou a sua condição de doente oncológico, nomeadamente em relação à compreensão da gravidade do seu estado clínico:

Passei a vida a tratar doentes, e fi-lo com todas as veras da alma. Não fiquei a dever humanidade a nenhum. Mas faltava-me a prova suprema de sofrer sem esperança numa cama ao lado deles [...] minado do mesmo mal incurável. Com a diferença apenas de que a ignorância lhes permite alimentar um absurdo fio de esperança, que eu, por sabedoria profissional não posso compartilhar.[60]

No entanto, como observa Axel Munthe (1857-1949) na sua obra notável *O livro de San Michele*, «*não há remédio tão poderoso como a esperança, e que o menor sinal de pessimismo no rosto dum médico pode custar a vida ao doente*».[61]

Voltando ao livro de Tolstoi, João Lobo Antunes (1997: 121) escreve, a propósito do primeiro encontro clínico descrito na novela:

---

[58] DRÁUZIO VARELLA (2009). *O médico doente: A experiência de um médico como paciente*. Alfragide: Oficina do Livro, pp. 53-54.

[59] MICHAEL BALINT (1998: 42), psicanalista britânico de origem húngara, na sua obra famosa *O Médico, o seu Doente e a Doença*, revela que a maior parte dos pacientes desejam saber, em primeiro lugar, qual é a doença de que padecem, e só então o que pode ser feito para a debelar.

[60] MIGUEL TORGA (1993). *Diário XVI*. Coimbra: Edição de Autor, p. 107.

[61] AXEL MUNTHE (s/d). *O livro de San Michele*. Lisboa: Livros do Brasil, p. 170.

É evidente a total falta de empatia, ou seja, a capacidade da parte do médico de compreender tudo o que lhe é transmitido, devolvendo em seguida ao doente o sinal dessa compreensão [...] Ao médico faltava calor, compaixão, clareza na linguagem, sobejando-lhe autoridade e conduzindo o interrogatório de modo a extrair as respostas que iriam apenas confirmar a hipótese que previamente construíra.

Seguramente havia bons médicos, compassivos, solícitos e altruístas na Rússia do século XIX, do mesmo modo que haveria na mesma época no nosso país clínicos frios e impertinentes, como os retratados por Tolstoi. No clássico da literatura portuguesa *As Pupilas do Senhor Reitor*, de Júlio Dinis (1839-1871), contemporâneo de Tolstoi, a célebre personagem João Semana é retratada como um clínico exemplar. A sua compaixão, altruísmo e generosidade eram reconhecidos e admirados pelos seus conterrâneos:

Cirurgião dos pobres, por encargo oficial, era-o João Semana também, e sê-lo-ia sempre, por impulsos do coração, que lhe não deixava presenciar um infortúnio qualquer, sem simpatizar com o que sofria, e sem empregar os meios para o aliviar. Muitas vezes, na mão, que estendia ao pulso dos seus doentes, ia escondida a esmola, que manifestamente se envergonhava de dar, por aquela repugnância a ostentações de todo o género, que constituía um dos distintivos do seu caráter.[62]

Júlio Dinis revela também que João Semana, médico da aldeia, *«era perdido por anedotas, das quais podia dizer-se um repositório vivo [...] Uma história contada a tempo, e com graça, vale bem três récipes, pelo menos»*. Atualmente, é reconhecido o valor terapêutico do humor, mesmo nos doentes oncológicos, como o demonstra o trabalho bem sucedido dos "doutores-palhaços" da Operação Nariz Vermelho, em enfermarias e hospitais pediátricos.

Tantas são as virtudes de João Semana que poderá parecer tratar-se de uma personagem utópica. Porém, como refere João Lobo Antunes (2005: 84), «consola saber que João Semana não representava um arquétipo idealizado por Júlio Dinis, mas fora decalcado de um médico

---

[62] Júlio Dinis (2004). *As Pupilas do Senhor Reitor*. Porto: Porto Editora, pp. 105-106.

de carne e osso, precisamente o Dr. Silveira, que tinha como traço fundamental de caráter o ser profundamente humano».

Aparentemente, o aspeto mais negativo da conduta de João Semana era a sua relutância, e desconfiança até, em acompanhar os progressos da ciência médica, o que retrata com realismo a atitude de muitos clínicos mais velhos para com as inovações mais recentes da medicina:

> *Quando Daniel lhe citava um autor em voga, ou se referia a uma descoberta notável, ou a um medicamento novo, João Semana encolhia os ombros, sorrindo. – Tudo isso é muito bonito colega –, dizia ele, com poucas contemplações para com a impaciência do seu jovem colega – mas não me serve para nada. Era o que me faltava se eu, que mal tenho tempo para dormir, me punha agora a ler essas coisas todas.*[63]

Também o escritor Erico Veríssimo (1905-1975) identifica a falta de tempo do médico Eugénio Fontes, principal personagem da sua obra *Olhai os Lírios do Campo*, como um dos principais obstáculos à atualização de conhecimentos: «*O trabalho era intenso, os momentos de folga faziam-se cada vez mais raros e curtos e ele mal tinha tempo de passar os olhos à pressa pelos livros de medicina.*[64]

Em contraste com o desinteresse do médico de Ilitch pela angústia e preocupações do doente, encontramos em *As Pupilas do Senhor Reitor* a solicitude do médico novo em visita à família Esquina: «*Daniel foi miraculoso de paciência na atenção que lhe deu; e sublime de sisudez e compostura nos conselhos que, em seguida, recomendou*».[65] No livro de Tolstoi, a personagem do médico não descura, porém, um exame físico minucioso e pormenorizado, que incluía a tradicional inspeção, palpação, percussão e auscultação, mesmo quando o desfecho fatal da doença era evidente para todos.

No exercício atual da medicina, há uma tendência para se valorizarem mais os exames complementares de diagnóstico, sobretudo imagiológicos, em detrimento da anamnese e exame físico, apesar de ser conhecido que eles fornecem, *per se*, 70 a 80% da informação necessária

---

[63] *As Pupilas do Senhor Reitor, op. cit.*, p. 106.
[64] ERICO VERÍSSIMO (s/d). *Olhai os lírios do campo* (4.ª ed). Lisboa: Livros do Brasil, p. 210.
[65] *As Pupilas do Senhor Reitor, op. cit.*, p. 166.

para se chegar a um diagnóstico (Enelow, Forde & Brummel-Smith, 1999: 47). Pellegrino (1979) lamenta que se hipertrofie o componente científico da medicina e se menospreze a sua vertente humanista e artesanal. Nas palavras de Jaime Celestino da Costa (2001), esta realidade «não é mais do que uma situação típica da sociedade de consumo – duma espécie de supermercado da medicina», em que «o clínico passou sobretudo a ver exames, e não doentes: estes despem-se menos e conversam menos com o médico, que sabe menos da sua doença, da sua personalidade e do seu meio. Há menos conhecimento mútuo». Tal opinião é partilhada pelo médico e escritor José Pedro Lima-Reis:

Antigamente os doentes apenas traziam consigo o relato sofrido das suas dores e sobre a mesa, onde descansavam lado a lado o aparelho para medir a tensão, o fonendoscópio e o martelo de reflexos, punham, quando muito, as mãos que lhes davam forma movidos pela convicção de que os poderíamos ajudar a ultrapassá-las. Hoje, dão-nos os bons dias, trazem-nos coleções muito valiosas de papéis timbrados com esmerados arranjos gráficos vestidos de relatórios com redação sofrível e despejam-nos sobre o tampo da secretária enquanto esperam, mudos, desconfiados e aflitos, que lhes dêmos de mão beijada um diagnóstico burocrático que não precise de passar pela devassa da sua intimidade.[66]

Outro aspeto que Tolstoi enfatiza em *A Morte de Ivan Ilitch* é a hipocrisia e mentira por parte de todos os que rodeavam o doente, excetuando o seu criado Guerássim, o único a falar-lhe com verdade e compaixão:

Aquilo que mais o atormentava era a mentira, aquela mentira que por qualquer razão era aceite por todos, segundo a qual ele estava apenas doente e não estava a morrer, e apenas precisava de estar sossegado e tratar-se e que então resultaria daí qualquer coisa muito boa. Mas ele sabia que por mais que fizesse nada resultaria, a não ser sofrimentos ainda maiores e a morte. E essa mentira atormentava-o, atormentava-o o facto de não quererem reconhecer aquilo que todos sabiam e ele sabia, mas quererem mentir-lhe acerca do seu estado horrível e obrigá-lo a ele a participar nessa mentira.

---

[66] José Pedro Lima-Reis (2004). *O estranho caso da mulher assanhada e outras histórias médicas.* Porto: Campo das Letras, p. 95.

QUE MÉDICOS QUEREMOS?

O recurso à chamada mentira piedosa tem sido a prática generalizada por parte dos médicos no seu relacionamento com doentes portadores de patologias graves, incuráveis e de prognóstico fatal, numa tentativa de minorar o sofrimento, conforme retrata Erico Veríssimo:

> *O Dr. Seixas coçou a barba e ali de pé, ao lado da cama, olhava para a velha amiga que aos poucos morria. E de quando em quando resmungava com a sua voz áspera: "Não é nada, Alzira, amanhã você está boa. Não é nada". Tinham feito tudo quanto fora possível fazer. Haviam chamado em conferência os melhores médicos da cidade. Agora só lhes restava esperar a morte e tornar à moribunda menos dolorosas aquelas últimas horas da vida.*[67]

Como referimos anteriormente, tem-se assistido, nos últimos anos, a uma mudança gradual desta postura, claramente paternalista, para uma atitude de partilha de informação ao próprio paciente, com sensibilidade e bom senso, sobre o diagnóstico e prognóstico da sua doença.

Faz também parte da natureza humana, especialmente em situações de dor e sofrimento, desejar ser-se confortado, com autenticidade, pelos que prestam cuidados de saúde e pelos familiares e amigos mais próximos. Tal desejo esconde-se, por vezes, sob uma capa de convenções sociais e da atitude comum de "não dar parte de fraco", que não correspondem ao verdadeiro sentimento do doente, como lemos na obra de Tolstoi:

> *Além dessa mentira, ou por causa dela, o que mais atormentava Ivan Ilitch era que ninguém tivesse pena dele como ele queria que tivessem: em certos momentos, depois de sofrimentos prolongados, o que Ivan Ilitch mais queria, embora tivesse vergonha de o reconhecer, era que alguém tivesse pena dele como de uma criancinha doente. Queria que o acarinhassem, que o beijassem, chorassem por ele, como quem acaricia e consola as crianças. Sabia que era um funcionário importante, que tinha a barba grisalha e que portanto isso era impossível, mas mesmo assim ansiava por isso.*

Durante o seu internamento hospitalar em Nova Iorque, José Rodrigues Miguéis encontrou uma enfermeira exemplar, Mrs. Abbey, que

---

[67] *Olhai os lírios do campo, op. cit.*, p. 74.

o tratou de forma compassiva, após uma reação pós-transfusional que lhe ocasionou febre e tremuras intensas:

> *Mrs. Abbey não me abandonou um só instante. Inclinada para mim, sorria-me, falava-me como se fala a um bebé no berço, friccionava-me, aconchegava-me melhor, dizia palavras animadoras. Que solicitude e que brandura as desta mulher autoritária e brusca, e que cordialidade a sua, após mais de quarenta anos de calejante profissão.*[68]

No entanto, Dráuzio Varella reconhece que, na condição de doente, *«o mais humilhante é obedecer com a docilidade dos cordeiros, porque a doença tem o dom de nos fazer regredir ao tempo em que nos entregávamos indefesos aos cuidados maternos».*[69]

A compaixão que os profissionais de saúde manifestam pode ter um efeito terapêutico imediato nos pacientes. O repórter de viagens Riyszard Kapuscinski (1932-2007), no seu livro *Ébano: Febre Africana*, relata uma ocasião em que teve necessidade de consultar um médico na Tanzânia e os benefícios desse encontro: *«Rompi por entre a multidão e perguntei lá dentro pelo doutor Doyle. Fui recebido por um homem de meia-idade cansado, exausto, que deu imediatamente provas de grande simpatia e afetuosidade. Só a sua presença, o seu riso e a sua simpatia surtiram em mim o efeito de um bálsamo».*[70] A este respeito, Axel Munthe é perentório, ao afirmar que *«não se pode ser um bom médico quando se não é igualmente compassivo».*[71]

As reflexões apresentadas neste capítulo, a partir da leitura de diferentes obras literárias, realçam a importância das virtudes e do caráter do médico na complexa relação médico-paciente. É por esse motivo que Edmund Pellegrino enaltece o valor da literatura na formação ética e humana dos médicos, e de todos os que, de alguma forma, lidam com seres humanos doentes ou em sofrimento.[72]

---

[68] *Um homem sorri à morte com meia cara, op. cit.*, p. 53.

[69] *O médico doente, op. cit.*, p. 25.

[70] Riyszard Kapuscinski (2001). *Ébano: Febre Africana*. Porto: Campo das Letras, p. 80.

[71] *O livro de San Michele, op. cit.*, p. 48.

[72] A literatura não é, todavia, a única manifestação artística que aborda o tema da relação assistencial médico-paciente. Encontramos igualmente na pintura várias representações desse encontro singular. Dois quadros famosos merecem ser referidos neste contexto:

The Doctor (1891) e *Science et Charité* (1897). O primeiro é, provavelmente, a pintura mais famosa representando a profissão médica. O seu autor, o pintor inglês Samuel Luke Fildes (1843-1927), perdera o seu filho 14 anos antes, vitimado por uma das múltiplas doenças infeciosas da infância, para as quais não havia na época terapêutica eficaz. É uma homenagem à dedicação e profissionalismo do Dr. Gustavus Murray, que acompanhou o filho de Luke Fildes até à morte. Encontra-se exposto no Museu Tate Britain, em Londres. O quadro *Science et Charité*, pintado por Pablo Picasso (1881-1973) na sua fase pré-cubista, retrata uma abordagem holística e integral dos cuidados de saúde, na sua dimensão não apenas biológica e mental, mas também social e espiritual, bem expressas pela figura do médico, da freira e da criança. Encontra-se exposto no Museu Picasso, em Barcelona.

Contudo, em épocas anteriores, a preocupação pelos diferentes aspetos envolvidos no cuidado aos doentes já existia, como refletem, entre outras obras, os frescos do pintor renascentista italiano Domenico di Bartolo (c.1400-1447) no *Ospedale de Santa Maria della Scala*, em Siena, um dos mais antigos hospitais da Europa.

CONCLUSÃO

O Dr. Gregory House, personagem da popular série televisiva, retrata uma certa forma de exercer medicina no tempo em que vivemos. Famoso pela sua irreverência, assertividade e brilhantismo no modo como soluciona os problemas médicos mais raros e complexos, revela uma profunda falta de caráter no seu relacionamento com colegas, com outros profissionais e com os próprios doentes.

É claro que todos os pacientes desejam ser tratados pelos melhores profissionais, competentes na especialidade que abraçaram, exímios executores das tecnologias mais modernas e sofisticadas, reconhecidos pelos seus pares devido aos êxitos académicos e profissionais. Mas desejam também ser atendidos por médicos que lhes inspirem confiança, que saibam ouvir com atenção e empatia, que respondam às suas dúvidas e inquietações de forma satisfatória. Em suma, que os tratem com a dignidade e respeito que merecem e não como objeto de curiosidade clínica ou fonte de rendimentos.

Conforme sublinhamos neste livro, Edmund Pellegrino é uma referência incontornável da bioética desde o início da década de setenta do século XX, quando surgiu esta transdisciplina. Nenhum dos principais temas emergentes ou persistentes desta nova área do saber escapa à sua reflexão atenta, desde as questões centrais da ética dos cuidados de saúde – como as relacionadas com o encontro clínico entre médico e paciente, o financiamento dos serviços de saúde ou os problemas da educação médica –, aos assuntos mais específicos de bioética, como a morte cerebral ou o aperfeiçoamento genético. A sua experiência de vida, bem como o seu profundo conhecimento da história e da cultura humanas, das diferentes tradições filosóficas, do pensamento dos principais teólogos e das Escrituras, conferem-lhe uma visão apurada e inteligente da sociedade em que vive e do mundo atual.

Contribuiu decisivamente para o reconhecimento da filosofia da medicina como uma nova disciplina filosófica autónoma, assente na fenomenologia da relação singular entre o médico e o seu doente. No âmbito desta reflexão, analisou em profundidade a ontologia da medicina, indispensável numa época de acelerado progresso dos meios tecnológicos disponíveis e de uma tendência para a aplicação de modelos de cariz utilitarista na gestão dos serviços de saúde. Para o nosso autor, a medicina clínica não se caracteriza por ser simplesmente uma ciência, uma arte ou uma profissão. É, acima de tudo, uma relação de confiança entre o paciente individual e o seu médico, que tem como objetivo final o bem do doente, ou seja, a sua cura ou recuperação, sempre que possível. Refletiu também sobre a fenomenologia da doença, o que significa estar doente, a dinâmica da relação clínica e os diferentes modelos dessa relação.

Promoveu o modelo da beneficência fiduciária na relação assistencial médico-paciente, considerada a pedra angular do exercício da medicina. Este modelo, baseado na relação de confiança que deve existir entre ambos, tendo em vista a resolução do problema de saúde que levou o paciente a recorrer aos cuidados médicos, é o único que põe em prática de modo mais completo o aforismo hipocrático "a saúde do meu doente será a minha primeira preocupação". Na conceção de Pellegrino, o princípio da beneficência fiduciária incorpora o reconhecimento e respeito para com a autonomia do paciente, embora sublinhe que tal autonomia não é absoluta.

Tem defendido e é um dos mais notáveis representantes de uma ética centrada nas virtudes, complementada por outras teorias éticas, no exercício de uma medicina humanizada ao serviço do doente. A existência de códigos deontológicos ou de ética profissional não asseguram que a atuação dos clínicos seja sempre bem intencionada e em respeito para com as *leges artis*, pois o elemento basilar do exercício da profissão é, como sempre foi, o caráter do médico, sendo as virtudes o fundamento ético e moral da atividade dos profissionais de saúde.

CONCLUSÃO

Foi um dos pioneiros da introdução das disciplinas de ética e de humanidades nos cursos de medicina das principais escolas médicas norte-americanas. Tem chamado a atenção para as limitações do paradigma científico, redutor e unidimensional, e para a necessidade de se recuperar o paradigma antropológico e a dimensão humana da medicina. Edmund Pellegrino é, ele próprio, um exemplo de um médico humanista, que domina com mestria a linguagem, a filosofia e a história, disciplinas basilares das humanidades, e na sua conduta profissional demonstra uma preocupação constante em promover o bem integral do paciente, não cedendo às tentações do poder, do prestígio ou do benefício pessoal.

Que médicos queremos? Por que tipo de profissionais gostaríamos de ser recebidos e tratados quando precisamos de recorrer aos serviços de saúde? Certamente que a descrição de Pellegrino (2006) vai ao encontro do desejo da maior parte das pessoas. Se pudermos escolher, gostaríamos certamente de ser atendidos por

> um médico virtuoso, um "bom médico", aquele que faz bem o seu trabalho, que compreende o estado de vulnerabilidade do paciente, compromete-se em ajudá-lo e é fiel a essa promessa. O que ninguém quer é um médico comerciante, ou o simples executor de uma técnica, ou o burocrata, ou o mercenário, ou o que acha que sabe tudo, ou o que vê o doente como objeto de exploração.

O legado de Edmund Pellegrino é, em nossa opinião, relevante e indispensável para todos os que desejam praticar uma medicina mais humana, mais satisfatória e mais completa, em que tanto a competência tecnocientífica como a preocupação genuína, compassiva e altruísta pelo doente são indissociáveis. Como Pellegrino e outros autores que citamos neste livro, acreditamos que a chave para a resolução de uma parte significativa dos problemas relacionados com a falta de humanização na saúde consiste no exercício das virtudes.

BIBLIOGRAFIA

ABBAGNANO, N. (2000). «Compaixão». In: *Dicionário de Filosofia* (4ª ed). São Paulo: Martins Fontes, pp. 154-155.

ABIM Foundation, ACP-ASIM Foundation, and European Federation of Internal Medicine (2002). «Medical Professionalism in the New Millennium: A Physician Charter». *Annals of Internal Medicine,* 136, 243-246; *Lancet, 359,* 520-522.

ALMEIDA, A. M.; BITENCOURT, A.; NEVES, N. C. *et al.* (2008). «Conhecimento e Interesse em Ética Médica e Bioética na Graduação Médica. *Revista Brasileira de Educação Médica,* 32 (4), 437-444.

ANTUNES, A.; ESTANQUEIRO, A.; VIDIGAL, M. (1995). *Dicionário Breve de Filosofia. Vocábulos. Correntes. Autores.* Lisboa: Presença.

ANTUNES, J. L. (1997). *Um Modo de Ser: Ensaios* (7ª ed). Lisboa: Gradiva.

ANTUNES, J. L. (2001). *Numa Cidade Feliz: Ensaios* (4ª ed). Lisboa: Gradiva.

ANTUNES, J. L. (2002). *Memória de Nova Iorque e Outros Ensaios* (4ª ed). Lisboa: Gradiva.

ANTUNES J. L. (2005). *Sobre a Mão e Outros Ensaios.* Lisboa: Gradiva.

ANTUNES, J. L. (2008). *O Eco Silencioso.* Lisboa: Gradiva.

ANTUNES J. L. (2012). *A Nova Medicina.* Lisboa: Fundação Francisco Manuel dos Santos.

ARCHER, L. (1996). «Fundamentos biológicos». In: ARCHER, L; BISCAIA, J.; OSSWALD, W. (Coord). *Bioética.* Lisboa: Verbo, pp. 17-33.

ARISTÓTELES (2006). Ética a Nicómaco (2ª ed). Tradução do grego de António da Costa Caeiro. Lisboa: Quetzal.

BALINT, M. (1957/1998). *O Médico, o seu Doente e a Doença.* Lisboa: Climepsi.

BARBOSA, A. (2003). «Pensar a morte nos cuidados de saúde». *Análise Social,* XXXVIII (166), 35-49.

BASTOS, J. (1992). *Fragmentos de Uma Vida.* Porto: Lello & Irmão.

BEAUCHAMP, T. L.; CHILDRESS, J. F. (1994). «Virtues and Ideals in Professional Life». In: *Principles of Biomedical Ethics* (4ª ed). New York: Oxford University Press, pp. 462-508.

BEAUCHAMP, T. L.; CHILDRESS, J. F. (2008). *Principles of Biomedical Ethics* (6ª ed). New York: Oxford University Press.

BLOOM, S. W. (2004). «Professional-patient relationship: Sociological perspectives». In: POST, S. G. (Ed). *Encyclopedia of Bioethics* (3ª ed). vol. 4. New York: Thomson Gale, pp. 2141-2150.

BONHOEFFER, D. (1949/2007). Ética. Lisboa: Assírio e Alvim.

BRITO, J. H. S. (2004). «A Ética e a Autonomia da Pessoa». In: NUNES, R.; RICOU, M.; NUNES, C. (Eds). *Dependências Individuais e Valores Sociais.* Coimbra: Gráfica de Coimbra, pp. 43-51.

CABRAL, M. V.; SILVA, P. A. (2010). *A Adesão à Terapêutica em Portugal: Atitudes e comportamentos da população portuguesa perante as prescrições médicas.* Lisboa: Instituto de Ciências Sociais.

CALLAHAN, D. (1995). *Setting Limits: Medical Goals in an Aging Society With "A Response to My Critics".* Washington, D.C.: Georgetown University Press.

CAMPBELL, C. S. (2000). «Prophet to the Profession: Healing and Physician-Assisted Suicide». In: THOMASMA, D. C; KISSELL, J. L. (Eds). *The Health Care Professional as Friend and Healer: Building on the Work of Edmund D. Pellegrino.* Washington, D.C.: Georgetown University Press, pp. 198-209.

CAMPS, V. (2007). «La Excelencia en las Professiones Sanitarias». *Humanitas - Humanidades Médicas,* 21, 1-3.

CAPLAN, A. L. (1992). «Does the philosophy of medicine exist?». *Theoretical Medicine,* 13, 67-77.

CARVALHO, A. D. (Coord) (2006). *Dicionário de Filosofia da Educação.* Porto: Porto Editora.

CASSELL, E. J. (2004). «Medicine, Art of». In: POST, S. G. (Ed). *Encyclopedia of Bioethics* (3ª ed). vol. 3. New York: Thomson Gale, pp. 1732-1738.

CHAPUT DE SANTOINGE, D. (2009). *Whole Person Medicine: A manual for PRIME Tutors.* East Sussex, UK: PRIME – Partnerships in International Medical Education.

BIBLIOGRAFIA

COHN, D. (2007). «Que valores para os nossos dias?». In: AA.VV. *Que Valores para este Tempo?* Lisboa: Gradiva e Fundação Calouste Gulbenkian, pp. 359-370.

COOKE, M.; IRBY, D. M; SULLIVAN, W.; LUDMERER, K. M. (2006). «American medical education 100 years after the Flexner Report». *New England Journal of Medicine*, 355 (13), 1339-1344.

COSTA, J. C. (2001). *Um Certo Conceito de Medicina*. Lisboa: Gradiva.

COSTA, M. F. (2005). *Dicionário de Termos Médicos*. Porto: Porto Editora.

COULEHAN, J.; WILLIAMS; P.C. (2001). «Vanquishing virtue: The impact of medical education». *Academic Medicine,* 76 (6), 598-605.

CRUZ, J. (1997). «Homeopatia: Do mito à realidade». *Arquivos de Medicina,* 11, 59-61.

CRUZ, J. (2001). «Em defesa de uma medicina hipocrática». *Arquivos de Medicina,* 14, 174-176.

CRUZ, J. (2008). «A Integridade do médico: Uma virtude ética indispensável». *Revista Brasileira de Bioética*, 4 (3-4), 143-155.

CRUZ, J. (2010). «A morte de Ivan Ilitch: Uma leitura bioética». *Revista Portuguesa de Bioética*, 10, 79-92.

CRUZ, J. (2011). «Edmund D. Pellegrino: Homenagem a um dos pioneiros da Bioética». *Revista de Bioética Latinoamericana*, 8 (2), 75-85, 2011.

DAWKINS, R. (1999). *O Gene Egoísta*. Lisboa: Gradiva.

DINIS DA GAMA, A. (2008). «O declínio do estatuto médico no início do milénio». *Revista Portuguesa de Cirurgia Cardio-Torácica e Vascular,* 10 (4), 185-186.

DONOVAN, G. K. (2000). «The Physician-Patient Relationship». In: THOMASMA, D. C; KISSELL, J. L. (Eds). *The Health Care Professional as Friend and Healer: Building on the Work of Edmund D. Pellegrino*. Washington, D. C.: Georgetown University Press, pp. 13-23.

DRANE, J. F. (1988). *Becoming a Good Doctor: The Place of Virtue and Character in Medical Ethics*. Kansas City: Shed & Ward.

DRANE, J. F. (2003). *More Humane Medicine: A Liberal Catholic Bioethics*. Edinboro: Edinboro University Press.

ENGELHARDT, H. T.; JOTTERAND, F. (Eds) (2008). *The Philosophy of Medicine Reborn: A Pellegrino Reader. Edmund D. Pellegrino*. Indiana: University of Notre Dame Press.

ENELOW, A. J.; FORDE, D. L.; BRUMMEL-SMITH, K. (1999). *Entrevista Clínica e Cuidados ao Paciente*. Lisboa: Climepsi.

ERDE, E. L. (1997). «The inadequacy of role models for educating medical students in ethics with some reflections on virtue theory». *Theoretical Medicine*, 18, 31-45.

FERRER, J. J.; ÁLVAREZ, J. C. (2005). «O Paradigma das Virtudes». In: *Para Fundamentar a Bioética. Teorias e paradigmas teóricos na bioética contemporânea*. São Paulo: Loyola, pp. 179-200.

FLEXNER, A. (1925). *Medical education: A comparative study*. New York: MacMillan, p.7.

FRIEDMAN, E. (2004). «Access to Healthcare». In: POST, S. G. (Ed). *Encyclopedia of Bioethics* (3ª ed). vol. I. New York: Thomson Gale, pp. 57-61.

FUKUYAMA, F. (1995). *Trust: The Social Virtues and the Creation of Prosperity*. New York: The Free Press.

FUNDACIÓN EDUCACIÓN MÉDICA (2009). *El Médico del Futuro*. Madrid: Fundación Educación Médica.

GAFO, J. (2011). *Bioética*. Lisboa: Paulus.

GENERAL MEDICAL COUNCIL (2006). *Good Medical Practice*. London: GMC. <http://www.gmcuk.org/guidance/good_medical_practice/GMC_GMP.pdf>.

GERT, B. (2004). «Value and Healthcare». In: POST, S. G. (Ed). *Encyclopedia of Bioethics* (3ª ed). vol. 5. New York: Thomson Gale, pp. 2535-2539.

GERVAIS, K. G. (2004). «Managed Care». In: POST, S. G. (Ed). *Encyclopedia of Bioethics* (3ª ed). vol. 3. New York: Thomson Gale, pp. 1463-1467.

GIORDANO, J. (2010). «*Foni phronimos*: An interview with Edmund D. Pellegrino». *Philosophy, Ethics, and Humanities in Medicine*, 5:16, <http://www.peh-med.com/contents/5/1/16>.

GRACIA, D. (2008). *Fundamentos de Bioética* (2ª ed). Coimbra: G.C. – Gráfica de Coimbra 2.

GRIFFITH, C. H.; GEORGESEN, J. C.; WILSON, F. (2000). «Speciality choices of students who actually have choices: The influence of excellent clinical teachers». *Academic Medicine*, 75, 278-282.

GRIFFITH, C. H.; WILSON, J. F. (2003). «The loss of idealism throughout internship». *Evaluation & The Health Professions*, 26 (4), 415-426.

GUTIÉRREZ-MEDINA, S.; CUENCA-GÓMEZ, D.; ÁLVAREZ-DE TOLEDO, O. (2008). *Educación Médica*, 11 (Supl 1), S1-S6.

HAFFERTY, F. W.; FRANKS, R. (1994). «The hidden curriculum, ethics teaching, and the structure of medical education». *Academic Medicine*, 69 (11), 861-871.

HASTINGS CENTER (Nov-Dec 1996). *The Goals of Medicine: Setting New Priorities* (Coordenador: Daniel Callahan). *Hastings Center Report*, Special supplement, pp. S1- S27.

HAUERWAS, S. M. (2004). «Virtue and Character». In: POST, S. G. (Ed). *Encyclopedia of Bioethics* (3ª ed). vol. 5. New York: Thomson Gale, pp. 2550-2556.

HIMMELFARB, G. (1996). *The De-Moralization of Society: From Victorian Virtues to Modern Values*. New York: Vintage.

HOJAT, M.; LOUIS, D. Z..; MARKHAM, F. W. *et al.* (2011). «Physician's empathy and clinical outcomes for diabetic patients». *Academic Medicine*, 86 (3), 359-364.

HOJAT, M.; VERGARE, M.; MAXWELL, K. *et al.* (2009). «The devil is in the third year: A longitudinal study of erosion of empathy in medical school». *Academic Medicine*, 84 (9), 1182-1191.

HUMPHREYS, P. W. (2004). «Science, Philosophy of». In: POST, S. G. (Ed). *Encyclopedia of Bioethics* (3ª ed). vol. 4. New York: Thomson Gale, pp. 2397-2401.

JAMETON, A. (2004). «Ethical issues of information disclosure». In: POST, S. G. (Ed). *Encyclopedia of Bioethics* (3ª ed). vol. 3. New York: Thomson Gale, pp. 1264-1271.

JOHNSON, A. G. (1990). *Pathways in Medical Ethics*. London: Edward Arnold.

JOHNSON, A. G.; JOHNSON, P. (2007). *Making Sense of Medical Ethics*. London: Hodder Arnold.

JONAS, H. (1985/1994). Ética, medicina e técnica. Lisboa: Veja.

JONSEN, A. R. (1990). *The New Medicine and the Old Ethics*. Cambridge, MA: Harvard University Press.

KÜBLER-ROSS, E. (1969/2008). *Acolher a Morte: On Death and Dying*. Lisboa: Estrela Polar.

LAGRÉE, J. (2003). *O Médico, o Doente e o Filósofo*. Coimbra: Gráfica de Coimbra.

LAÍN ENTRALGO, P. (1984). *Antropologia médica para clínicos*. Barcelona: Salvat.

LAÍN ENTRALGO, P. (1969/2003). *El médico y el enfermo* (2ª ed). Madrid: Triacastela.

Lázaro, J.; Gracia, D. (2003). «Presentación: La nueva relación clínica». In: Laín Entralgo, P. L. *El médico y el enfermo* (2ª ed). Madrid: Triacastela, pp. 9-36.

Lebacqz, K. (2004). «Virtues of Patients». In: Post, S. G. (Ed). *Encyclopedia of Bioethics* (3ª ed). vol. 4. New York: Thomson Gale, pp. 1992-1994.

Levinson, W. (1994). «Physician-patient communication: A key to malpractice prevention». *Journal of the American Medical Association, 273*, 1619-1620.

Lupton, D. (1997). «Consumerism, reflexivity and the medical encounter». *Social Science & Medicine, 45* (3), 373-381.

Macedo, M. M. (2000). *História da Medicina Portuguesa no Século XX*. Lisboa: Clube do Coleccionador dos Correios.

Macintyre, A. (2007). *After Virtue* (3ª ed). Notre Dame: University of Notre Dame Press.

Mainetti, J. A. (2008). «Crisis de la razón médica». In: Tealdi, J. C. (Dir). *Diccionario Latinoamericano de Bioética*. Colombia: UNESCO e Universidad Nacional de Colombia, pp. 438-439.

Mattingly, G. (1958). «Machiavelli's Prince: Political Science or Political Satire?». *The American Scholar, 27*: 482-491.

Mcelhinney, T. K. (2000). «Reflections on the Humanities and Medical Education: Balancing History, Theory, and Practice». In: Thomasma, D. C; Kissell, J. L. (Eds). *The Health Care Professional as Friend and Healer: Building on the Work of Edmund D. Pellegrino*. Washington, D.C.: Georgetown University Press, pp. 267-277.

Morreim, E. H. (2004). «Conflict of Interest». In: Post, S. G. (Ed). *Encyclopedia of Bioethics* (3ª ed). vol. 1. New York: Thomson Gale, pp. 503-508.

Moura, M. S. (2008). *O Doente Co-Autor da Sua Doença: Uma Concepção Global do Adoecer Humano*. Setúbal: Edição de Autor.

Namora, F. (1977). «Hipócrates». In: *Deuses e Demónios da Medicina* (Vol. 1). Lisboa: Círculo de Leitores, pp. 8-29.

Oakley, J. (2001). «A Virtue Ethics Approach». In: Kuhse, H.; Singer, P. (Eds). *A Companion to Bioethics*. Malden, MA: Blackwell, pp. 86-97.

Ogletree, T. W. (2004). «Value and Valuation». In: Post, S. G. (Ed). *Encyclopedia of Bioethics* (3ª ed). vol. 5. New York: Thomson Gale, pp. 2539-2545.

Oliveira, C. C. (2009). «Humanidades na Formação Médica: Realidade ou Farsa?». *Reflexão e Acção, 17* (2), 225-242.

OLIVEIRA E SILVA, P. (2009). «O princípio da beneficência: Pluralismo ou antagonismo? A bioética em busca de fundamentação». *Controvérsia*, 5 (1), 22-31.

ORGANIZACIÓN MUNDIAL DE LA SALUD (2002). *Estrategia de la OMS sobre medicina tradicional*. Ginebra: OMS.

OSSWALD, W. (2001). *Um Fio de Ética: Exercícios e Reflexões*. Coimbra: Instituto de Investigação e Formação Cardiovascular.

OSSWALD, W. (2007). *Cadernos do Mosteiro*. Coimbra: Gráfica de Coimbra 2.

OSTERBERG, L.; BLASCHKE, T. (2005). «Adherence to medication». *New England Journal of Medicine*, 353, 487-497.

PAGLIOSA, F. L.; DA ROS, M. A. (2008). «O Relatório Flexner: Para o bem e para o mal». *Revista Brasileira de Educação Médica*, 32 (4), 492-499.

PAOLA, F. A.; WALKER, R.; NIXON, L. L. (Eds) (2009). «Introduction to Medical Humanities». In: *Medical Ethics and Humanities*. Sudbury, MA: Jones and Bartlett, pp. 383-396.

PASCALE, C. G.; GOMERSALL, C. D.; JOYNT, G, M. *et al.* (2008). «Changes in medical students' attitudes towards end-of-life decisions across different years of medical training». *Journal of General Internal Medicine,* 23 (10), 1608-1614.

PATENAUDE, J.; NIYONSENGA, T.; FAFARD, D. (2003). «Changes in students' moral development during medical school: A cohort study». *Canadian Medical Association Journal,* 168 (7), 840-844.

PATRÃO NEVES, M. (1996). «A Bioética como expressão de um novo saber». In: PATRÃO NEVES, M. (Coord). *Comissoes de Ética: Das Bases Teóricas à Actividade Quotidiana*. Açores: Centro de Estudos de Bioética, pp. 25-44.

PATRÃO NEVES, M. (2002). «A Bioética e a sua exigência de fundamentação». In: SILVA, J. R.; BARBOSA, A.; VALE, F. M. (Coord). *Contributos para a Bioética em Portugal*. Lisboa: Cosmos, pp. 137-159.

PATRÃO NEVES, M. (2004). «Ética, Moral, Deontologia e Bioética: Conceitos que pensam a acção». In: PATRÃO NEVES, M. & PACHECO, S. (Coord). *Para uma Ética da Enfermagem: Desafios*. Coimbra: Gráfica de Coimbra, pp. 43-51.

PATRÃO NEVES, M. (2005). «Bioética e Bioéticas». In: PATRÃO NEVES, M. & LIMA, M. (Coord). *Bioética ou Bioéticas na Evolução das Sociedades*. Edição Luso-Brasileira. Portugal e Brasil: Gráfica de Coimbra 2, Centro Universitário São Camilo, pp. 285-308.

PATRÃO NEVES, M.C.; OSSWALD, W. (2007). *Bioética simples*. Lisboa: Verbo.

PELLEGRINO, E. D. (1974). «Educating the humanist physician: An ancient ideal reconsidered». *Journal of the American Medical Association*, 227 (11), 1288-1294.

PELLEGRINO, E. D. (1979). *Humanism and the Physician*. Knoxville: University of Tennessee Press.

PELLEGRINO, E. D. (1979). «Toward a reconstruction of medical morality: The primacy of the act of profession and the fact of illness». *Journal of Medicine and Philosophy*, 4 (1), 32-56.

PELLEGRINO, E. D. (1981). «Medical humanism: The liberal arts and the humanities». *Review of Allied Health Education*, 4, 1-15.

PELLEGRINO, E. D. (1982). «Being Ill and Being Healed: Some Reflections on the Grounding of Medical Morality». In: KESTENBAUM, V. (Ed). *The Humanity of the Ill. Phenomenological perspectives*. Knoxville: University of Tennessee Press, pp. 157-166.

PELLEGRINO, E. D. (1984). «The humanities in medical education: Entering the post-evangelical era». *Theoretical Medicine*, 5, 253-266.

PELLEGRINO, E. D. (1985). «Moral Choice, The Good of the Patient, and the Patient's Good». In: MOSKOP, J. C.; KOPELMAN, L. (Eds). *Ethics and Critical Care Medicine*. Dordrecht, Holland: Reidel, pp. 117-138.

PELLEGRINO, E. D. (1987). «Toward an expanded medical ethics: The Hippocratic ethic revisited». In: BULGER, R. J. (Ed). *In Search of the Modern Hippocrates*. Iowa City: University of Iowa Press, pp. 45-67.

PELLEGRINO, E. D. (1989a). «Agape and ethics: Some reflections on medical morals from a catholic christian perspective». In: LANGAN, J. P.; HARVEY, J. C. (Eds). *Catholic Perspectives on Medical Morals*. Dordrecht, Netherlands: Kluwer Academic, pp. 277-300.

PELLEGRINO, E. D. (1989b). «Character, virtue, and self-interest in the ethics of the professions». *Journal of Contemporary Health Law and Policy*, 5, 53-73.

PELLEGRINO, E. D. (1990). «The relationship of autonomy and integrity in medical ethics». *Bulletin of the Pan American Health Organization*, 24 (4), 361-371.

PELLEGRINO, E. D. (1992). «Value Desiderata in the Logical Structuring of Computer Diagnosis». In: PESET, J. L.; GRACIA; D. The Ethics of Diagnosis. *Philosophy & Medicine*, vol. 40. Dordrecht, Holland: Kluwer Academic, pp. 173-196.

PELLEGRINO, E. D. (1993). «The metamorphosis of medical ethics». *Journal of the American Medical Association*, 269 (9), 1158-1162.

PELLEGRINO, E. D. (1994a). «Patient and physician autonomy: Conflicting rights and obligations in the physician-patient relationship». *Journal of Contemporary Health Law and Policy*, 10, 47-68.

PELLEGRINO, E. D. (1994b). «The Four Principles and the Doctor-Patient Relationship: The Need for a Better Linkage». In: GILLON, R. (Ed). *Principles of Health Care Ethics*. New York: John Willey, pp. 353-367.

PELLEGRINO, E. D. (1995a). «Guarding the integrity of medical ethics: Some lessons from Soviet Russia». *Journal of the American Medical Association*, 273, 1622-1623.

PELLEGRINO, E. D. (1995b). «Toward a virtue-based normative ethics for the health professions». *Kennedy Institute of Ethics Journal*, 5, 253-277.

PELLEGRINO, E. D. (1997). «Bioethics as an interdisciplinary enterprise: Where does ethics fit in the mosaic of disciplines». In: CARSON, R. A.; BURNS, C. R. (Eds). *Philosophy of Medicine and Bioethics: A Twenty-Year Retrospective and Critical Appraisal*. Netherlands: Kluwer Academic Publishers, pp. 1-23.

PELLEGRINO, E. D. (1998a). «Edmund Pellegrino: Critical Thinker». *Physician*, 10 (4): 14-17.

PELLEGRINO, E. D. (1998b). «What the philosophy of medicine is». *Theoretical Medicine and Bioethics*, 19, 315-336.

PELLEGRINO, E. D. (1999a). «The commodification of medical and health care. The moral consequences of a paradigm shift from a professional to a market ethic». *Journal of Medicine and Philosophy*, 24 (3), 243-266.

PELLEGRINO, E. D. (1999b). «The origins and evolution of bioethics: Some personal reflections». *Kennedy Institute of Ethics Journal*, 9 (1), 73-88.

PELLEGRINO, E. D. (2000). «Bioethics at century's turn: Can normative ethics be retrieved?». *Journal of Medicine and Philosophy*, 25 (6), 655-675.

PELLEGRINO, E. D. (2001a). «Philosophy of medicine: Should it be teleologically or socially construed?». *Kennedy Institute of Ethics Journal*, 11, 169-180.

PELLEGRINO, E. D. (2001b). «The internal morality of clinical medicine: A paradigm for the ethics of the helping and healing professions». *Journal of Medicine and Philosophy*, 26, 559-579.

PELLEGRINO, E. D. (2002a). «Medicine today: Its role, and the role of physicians». *Itinerarium*, 10, 57-79.

PELLEGRINO, E. D. (2002b). «Professionalism, profession and the virtues of the good physician». *The Mount Sinai Journal of Medicine,* 69 (6), 378-384.

PELLEGRINO, E. D. (2002c). «The physician's conscience, conscience clauses, and religious belief: A Catholic perspective». *Fordham Urban Law Journal,* 30, 221-244.

PELLEGRINO, E. D. (2003a). «From medical ethics to a moral philosophy of the professions». In: WALTER, J. K.; KLEIN, E. P. (Ed). *The Story of Bioethics: From Seminal Works to Contemporary Explorations.* Washington, D.C.: Georgetown University Press, 2003, pp. 3-15.

PELLEGRINO, E. D. (2003b). «The Moral Foundations of the Patient-Physician Relationship: The Essence of Medical Ethics in Military Medical Ethics». In: BEAM, T. E.; SPARACINO, L. (Eds). *Textbooks of Military Medicine.* Vol. 1. Washington, D.C.: US Army, Office of the Surgeon General, pp. 3-21.

PELLEGRINO, E. D. (2005). «Some things ought never be done: Moral absolutes in clinical ethics». *Theoretical Medicine and Bioethics,* 26, 469-486.

PELLEGRINO, E. D. (2006a). «Character formation and the making of good physicians». In: NUALA, P. K.; SHELTON, W. (Eds). *Lost virtue: Professional character development in medical education.* Amsterdam: Elsevier, pp. 1-15.

PELLEGRINO, E. D. (2006b). «Toward a reconstruction of medical morality». *American Journal of Bioethics,* 6 (2), 65-71.

PELLEGRINO, E. D. (2008a). «Apologia for a Medical Truant». In: ENGELHARDT, H. T.; JOTTERAND, F. (Eds). *The Philosophy of Medicine Reborn: A Pellegrino Reader. Edmund D. Pellegrino.* Indiana: University of Notre Dame Press, pp. xiii-xvii.

PELLEGRINO, E. D. (2008b). «The Lived Experience of Human Dignity». In: *Human Dignity and Bioethics: Essays Commissioned by the President's Council on Bioethics.* Washington, D. C.: President's Council on Bioethics, Government Printing Office, pp. 513-539.

PELLEGRINO, E. D.; THOMASMA, D. C. (1981). *A Philosophical Basis of Medical Practice: Toward a Philosophy and Ethic of the Healing Professions.* New York: Oxford University Press.

PELLEGRINO, E. D.; THOMASMA, D. C. (1988). *For the Patient's Good: Toward the Restoration of Beneficence in Health Care.* New York: Oxford University Press.

PELLEGRINO, E. D.; THOMASMA, D. C. (1993). *The Virtues in Medical Practice.* New York: Oxford University Press.

PELLEGRINO, E. D.; THOMASMA, D. C. (1996). *The Christian Virtues in Medical Practice.* Washington, D. C.: Georgetown University Press.

PELLEGRINO, E. D.; THOMASMA, D. C. (1997). *Helping and Healing: Religious Commitment in Health Care.* Washington, D. C.: Georgetown University Press.

PELLEGRINO, E. D.; THOMASMA; D. C. (2004). «The Good of Patients and the Good of Society: Striking a Moral Balance». In: BOYLAN, M. (Ed). *Public Health Policy and Ethics.* Netherlands: Kluwer Academic Publishers, pp. 17-37.

PENNAC, D. (2009). *Mágoas da Escola.* Porto: Porto Editora.

PEREIRA, H. M. (2011). *Daniel Serrão: Aqui diante de mim.* Lisboa: Esfera do Caos.

PERSAUD, R. (2004). «Faking it: The emotional labour of medicine». *British Medical Journal Career focus,* 329: 87.

PINTO-MACHADO, J. (2006). «Formação Bioética nas Profissões de Saúde». In: *Educação e Formação em Bioética.* Actas do 9.º Seminário do CNECV. Lisboa: Conselho Nacional de Ética para as Ciências da Vida, pp. 46-50.

PLATÃO (2010). *A República* (12ª ed). Lisboa: Fundação Calouste Gulbenkian.

POTTER, V. R. (1971). *Bioethics: Bridge to the Future.* Englewood Cliffs, NJ: Prentice Hall.

PURTILLO, R. B. (2000). «Moral Courage: Unsung Resource for Health Professional as Healer and Friend». In THOMASMA, D. C; KISSELL, J. L. (Eds). *The Health Care Professional as Friend and Healer: Building on the Work of Edmund D. Pellegrino.* Washington, D. C.: Georgetown University Press, pp. 106-112.

RACHELS, J. (2004). «A Ética das Virtudes». In: *Elementos de Filosofia Moral.* Lisboa: Gradiva, pp. 245-268.

RAWLS, J. (1971/1993). *Uma Teoria da Justiça.* Lisboa: Presença.

REICH, W. T. (1994). «The word "bioethics": Its birth and the legacies of those who shaped its meaning». *Kennedy Institute of Ethics Journal,* 4, 319-336.

REICH, W. T. (4 Junho 2010). «Rediscovering Ancient Consolation: Negative Care, Empathy, and the Fundamental Role of Kindness in Medicine».

Comunicação apresentada no *Founders of Bioethics International Congress.* Edinboro, Pensilvânia, EUA.

RELMAN, A. S. (2004). «Profit and Commercialism». In: POST, S. G. (Ed). *Encyclopedia of Bioethics* (3ª ed). vol. 4. New York: Thomson Gale, pp. 2169-2172.

RENAUD, I. (2006). «CNECV: A Formação da Consciência Bioética nas Ciências Humanas». In: *Educação e Formação em Bioética.* Actas do 9.º Seminário da CNECV. Lisboa: Conselho Nacional de Ética para as Ciências da Vida, pp. 56-60.

RENAUD, I. (2010). «A confiança». *Revista Portuguesa de Bioética,* 12, 327-342.

RENAUD, I.; RENAUD, M. (1996). «Ética e Moral». In: ARCHER, L; BISCAIA, J.; OSSWALD, W. (Coord). *Bioética.* Lisboa: Verbo, pp. 34-37.

RENAUD, M. (1994). «Os valores num mundo em mutação». *Brotéria,* 139, 299-322.

RENAUD, M. (2006). «Técnica e Humanismo». *Revista Portuguesa de Filosofia,* 62, 207-214.

RENAUD, M. (2007). «As aporias éticas da bioética». *Revista Portuguesa de Bioética,* 2, 143-155.

RENDTORFF, J. D.; KEMP, P. (Eds) (2000). *Basic Ethical Principles in European Bioethics and Biolaw: Autonomy, Dignity, Integrity and Vulnerability.* vol. 1. Report to the European Commission on the BIOMED-II Project, Basic Ethical Principles in Bioethics and Biolaw 1995-1998, Copenhagen e Barcelona: Centre for Ethics and Law, Institut Borja de Bioética, pp. 38-45.

RICOEUR, P. (1990). *Soi-même comme un autre.* Paris: Seuil.

RODWIN, M. A. (1993). *Medicine, Money & Morals: Physicians' Conflicts of Interest.* Oxford: Oxford University Press.

Ross, W. D. (1988). *The Right and the Good.* Indianapolis: Hackett.

ROTER, D.; HALL, J.; MERISCA, R. *et al.* (1997). «Effectiveness of interventions to improve patient compliance: A meta-analysis». *Medical Care, 36,* 1138-1161.

ROTER, D.; STEWART, S.; PUTNAM, N.; LIPKIN, M. (1997). «Communication patterns of primary care physicians». *Journal of the American Medical Association,* 277, 350-356.

ROYAL COLLEGE OF PHYSICIANS (2005). *Doctors in society: Medical professionalism in a changing world.* Report of a Working Party of the Royal College of Physicians of London. London: RCP.

SALOMON, M. (1981). *L'avenir de la vie*. Paris: Seghers, pp. 273-275.

SAVATER, F. (1997). «Para uma Humanidade sem Humanidades?». In: *O Valor de Educar*. Lisboa: Presença.

SERRÃO, D. (1.12.1995). «A Medicina e a Ética no Século XXI». Discurso proferido nas Jornadas de Introdução ao Internato Geral, Porto, p. 2.

SERRÃO, D. (1996a). «Consentimento Informado». In: ARCHER, L.; BISCAIA, J.; OSSWALD, W. (Coord). *Bioética*. Lisboa/ São Paulo: Verbo, pp. 78-81.

SERRÃO, D. (1996b). «Ética Médica: Princípios ou virtudes?». *Arquivos de Medicina*, 10 (Supl. 2), 8-10.

SERRÃO, D. (1996c). «Relações entre os Profissionais de Saúde e o Paciente». In: PATRÃO NEVES, M. (Coord). *Comissões de Ética. Das Bases Teóricas à Actividade Quotidiana*. Açores: Centro de Estudos de Bioética, pp. 59-69.

SERRÃO, D. (1998). «A Ética Médica e os Custos dos Cuidados de Saúde». In: SERRÃO, D.; NUNES, R. (Coord). *Ética em Cuidados de Saúde*. Porto: Porto Editora, pp. 155-168.

SERRÃO, D. (2006). «A Transformação dos Valores na Sociedade de Comunicação». *Revista Portuguesa de Filosofia*, 62, 215-223.

SERRÃO, D. (2009). «Autonomia: Um difícil conceito». *Revista Portuguesa de Bioética*, 8, 175-185.

SERRÃO, D. (2010). *Na Academia das Ciências: Comunicações regimentais, Elogios Académicos, Outras Participações*. Porto: Edição de Autor.

SGRECCIA, E. (2009). *Manual de Bioética*. Cascais: Princípia.

SLOTE, M. A. (2004). «Ethics: Task of Ethics». In: POST, S. G. (Ed). *Encyclopedia of Bioethics* (3ª ed). vol. 2. New York: Thomson Gale, pp. 795-802.

SOLOMON, W. D. (2004). «Normative Ethical Theories». In: POST, S. G. (Ed). *Encyclopedia of Bioethics* (3ª ed). vol. 2. New York: Thomson Gale, pp. 812-824.

SUCHMAN, L.A.; ROTER, D.; GREEN, M.; LIPKIN, M. (1993). «Physician satisfaction with primary care office visits: Collaborative study group of the American Academy on Physician and Patient». *Medical Care*, 31, 1083-1092.

THOMASMA, D. C. (1985). «The philosophy of medicine in Europe: Challenges for the future». *Theoretical Medicine*, 6 (1), 115-123.

THOMASMA, D. C. (1990). «Establishing the moral basis of medicine: Edmund D. Pellegrino's philosophy of medicine». *Journal of Medicine and Philosophy*, 15, 245-267.

THOMASMA, D. C. (1997). «Edmund D. Pellegrino Festschrift». *Theoretical Medicine*, 18, 197-215.

THOMASMA, D. C; KISSELL, J. L. (Eds) (2000). *The Health Care Professional as Friend and Healer: Building on the Work of Edmund D. Pellegrino*. Washington, D.C.: Georgetown University Press.

VEATCH, R. M. (1991). «Is Trust of Professionals a Coherent Concept?». In: PELLEGRINO, E. D.; VEATCH, R. M.; LANGAM, J. P. *Ethics, Trust, and the Professions: Philosophical and Cultural Aspects*. Washington, D. C.: Georgetown University Press, pp. 159-176.

VEATCH, R. M. (2009). *Patient, Heal Thyself. How the New Medicine Puts the Patient in Charge*. Oxford: Oxford University Press.

VIEIRA, M. (2009). *Ser Enfermeiro: Da Compaixão à Proficiência* (2ª ed). Lisboa: Universidade Católica.

WEATHERALL, D. (2000). «Foreword». In: KIRKLIN, D; RICHARDSON, R. *Medical Humanities: A Practical Introduction*. London: Royal College of Physicians, pp. vii-xi.

ZANER, R. M. (2005). «Reflections on the Appointment of Dr. Edmund Pellegrino to the President's Council on Bioethics». *The American Journal of Bioethics*, 5 (6), W8.

ANEXOS

Entrevista ao Professor Edmund Pellegrino

Jorge Cruz (JC): Professor Pellegrino, you are considered by many to be one of the world's leading bioethicists. Could you please explain how your interest in medical ethics developed?

Edmund Pellegrino (EP): My interest in medical ethics was a natural development for someone with my college education at a Catholic university in the late 30s of the last century. I was (happily) required to take four years of philosophy and four of theology in addition to my major field of study which was chemistry. Ethics, therefore, was for me part of the intellectual equipment of an educated man. Medical ethics was a mandatory study for any Catholic physician. My own work derived from formal ethical reflections during my years in medical school, residency and teaching of medicine. As a result of my university studies in arts and sciences I have pursued medical science, philosophy and ethics and the philosophy of medicine throughout my career.

JC: What do you regard as the most urgent area of concern in biomedical ethics today?

EP: My major concern about bioethics is in the drift away from the discipline of ethics into psychology, politics, sociology and the confusion of strong opinions as self-justifying moral imperatives. Also at the most fundamental level bioethics needs a moral philosophy to ground its ethics more securely.

JC: In the next decade, what do you believe will be the most pressing issues?

EP: The most pressing issues are those I have just mentioned: a drift away from formal ethics, lack of a moral philosophy, confusion of ethics with public policy. Bioethics in a short time has become a subject of global discourse since biotechnology has such widespread impact on so many areas of personal, societal and community life. Too many have entered the field with good intentions but have confused their beliefs and values. "Values" ought to be transformed into public policy or law. Their assumption is that if they believe something is good then it is automatically morally valid. The absence of formal, systematic, critical analysis necessary for valid ethical discourse is simply short circuited as "bioethicists" become social and political activists. This is the direction of a group of American bioethicists who call themselves "progressivists".

If "bioethics" is to be truly a branch of ethics then it must use the methodology of ethics – not that of sociology, politics, psychology, etc. As I have argued some years ago, ethical discourse can reach out to sociology, politics, etc. to factual data but not for moral truth *per se*. In sum, as others have pointed out as well, bioethics does not have a distinctive method of its own. Ethics is that branch of philosophy that uses the methods of ethical reasoning. To conflate scientific, political, social fact into moral truth demands argument using the method of ethics.

JC: Jacob Rendtorff and Peter Kemp coordinated a project called Basic Ethical Principles in European Bioethics and Biolaw (1995-1998). They proposed 4 principles that express dimensions of the human being which must be respected: autonomy, dignity, integrity and vulnerability. Although the principle of beneficence was not included, do you think these principles add something valuable to the original (American) version of principlism?

EP: The Rendtorff & Kemp 4 principles of themselves are commendable. They supplement and overlap with some of the Beauchamp and Childress principles. I like their inclusion of dignity and integrity. Vulnerability is not a principle; it is a state of being shared by those who are ill. This is the way I interpret it in my philosophy of medicine. Leaving out beneficence is however a serious defect. I have developed my reasons for this in my writing, especially with David Thomasma. It is crucial to health care ethics and has a phenomenological and existential ethical significance none of the other so--called principles carry.

ANEXOS

JC: What books on ethics would you recommend to medical students and physicians interested in the field of biomedical ethics?

EP: There are a multitude of books but the only one universally known and used is Beauchamp and Childress' *Principles of Biomedical Ethics*. While I think it has shortcomings it is in fact the basis for a *lingua franca* of bioethics all students should be aware of. With Warren Reich's *Encyclopedia of Bioethics* the Beauchamp/Childress book come close to being the foundation texts for bioethicists worldwide so far as American bioethics is concerned.

JC: If you were going to publish a second edition of *The Virtues in Medical Practice* (2 decades after it was first published) would you maintain the same list of virtues or would you make some changes? Do you think those virtues apply to practicing physicians anywhere in the world?

EP: I would maintain the same list of virtues because my conception of the virtues is their relationship to the ends and purposes of human acts. The virtues relevant to medical ethics are those required to achieve the ends of medicine, i.e. the cure, care, prevention of illness in individuals and public. The virtues are character traits. They do not change by societal choice or individual inclination. My position is to follow the Aristotelian conception, supplemented by the infused virtues according to the teachings of Thomas Aquinas.

JC: It seems you're skeptical about the reliability of empirical research to assess the outcomes of teaching virtues to medical students due to methodological difficulties. What are your views on the Jefferson Scale of Physician Empathy and similar instruments for measuring some virtues in medical practice?

EP: I am equally skeptical of the Jefferson scale as I am of all methods to measure virtue. Virtues are character traits, predispositions to act well with regard to the ends of human acts. The measure of the medical virtues is their effectiveness in attaining the ends of medical acts as described in our book. The measure of the quality and existence of the medical virtues is whether or not they are present in the physician's medical acts. Only the doctor's con-

QUE MÉDICOS QUEREMOS?

temporaries or his patient can testify to his degree of fidelity to the good of the patient.

JC: Robert Veatch (2008) in his controversial book *Patient, Heal Thyself: How the "New Medicine" Puts the Patient in Charge* claims we are in the early stages of a new medicine in which doctors no longer know best and the patients will be empowered to decide what they want. Do you see this trend in medicine today? Is this an extreme form of the contractual model that ignores some key features of the doctor-patient relationship such as the vulnerability of the patient and the inherent inequality of this professional relationship?

EP: I believe both the doctor and the patient are entitled to respect for their autonomy – since both are humans. The doctor must not violate the moral right of the patient to refuse recommended treatment. But the patient's moral entitlement to autonomy does not extend to demanding treatment or micromanaging care as is happening in certain situations today. Patient and families must recognize that the patient cannot violate his judgment of what is proper or needed treatment. Nor can the physician be asked to violate his conscience simply because the patient wants a particular treatment.

In my view, therefore, autonomy is a reciprocal moral claim – both members of a dyadic relationship are entitled to the same respect. When they do not agree they must discontinue their relationship without rancor. The physician cannot abandon the patient and must remain in attendance until an equally competent replacement is secured. In the interim neither the patient nor the doctor can demand that the other violate his/her conscience. In short, the rights of conscience and conscientious objection must be preserved for both doctor and patient. In life saving situations, however, the physician must be careful to attend to the patient until he is certain the capacity for responsible decision making has returned to the patient.

JC: How would you define "quality of life"? Who should decide what it means?

EP: Quality of life, for me, is a definition which can only be given with rectitude by the person whose life's quality we are supposedly inquiring about. In effect therefore there is no general definition of quality of life except that

ANEXOS

which each person gives of himself personally or in writing. Expression of quality of life by a surrogate, however well supported they may be, are valuable but cannot replace the patient's own words. In the case of infants and young children we must depend on family surrogates – but always with caution. Forecasts of assessments of future quality estimates for infants are especially untrustworthy. Any "quality" of life predictions from patients without decision-making capacity must be suspect or checked against a well formulated futility assessment.

To answer the last part of your question, you can see that I am very cautious about any source of quality of life except that expressed by the patient himself.

JC: Is it ethical for developed countries to spend billions of dollars in highly technological medicine while the developing world faces basic needs to survive? What could be done to reduce the gap?

EP: Let me answer this question in general as a matter of principle and then as a question of particular decision. In principle I think the developed countries to the extent possible have an obligation to their fellows in underdeveloped nations.

Such an obligation cannot be stated as an open ended obligation more suitable to ideological than ethical discourse. I do believe in the idea of solidarity, i.e. responsibility for the plight of those who are less well-off. This having been said, I would judge the urgency and degree of obligation by a number of factors, a few of which are these: size of surplus in the well-off nation over and above needs of that country; uses of the money in the poorer nation; a plan for best distribution of the donated money; alleviation of disparities in wealth in the donor country first; protection of the donation from dishonesty of the government of the receiving country, etc. The better way to reduce the gap is to provide aid fixed to specific needs of the poorer country that close the gap between its citizens first.

JC: Professor Pellegrino, thank you for your graciousness in granting this interview.

[Entrevista realizada em Agosto de 2011]

Comentário à tese de doutoramento "Análise Crítica do Pensamento Bioético de Edmund D. Pellegrino"

A qualidade do seu trabalho é excelente. A exposição apresenta a obra de Edmund Pellegrino numa redação clara e elegante, revelando um rigor, uma concisão de exposição e uma disciplina por certo fruto da sua formação em medicina. Passamos a ter em português uma apresentação da ética de *Edmund D. Pellegrino* de grande qualidade, que, espero, apareça em livro com a maior brevidade.

O texto da dissertação mostra à saciedade as limitações e insuficiências do principialismo como paradigma de uma ética da relação médico-doente, porque se fica por uma ética de mínimos que ninguém consegue viver; é a fecundidade do paradigma da ética das virtudes que dá consistência à vida moral. O primeiro paradigma aproxima-se de um formalismo tão descarnado que facilmente se confunde com o Direito, e o segundo apresenta a densidade moral que está e deve estar sempre presente no agir humano. Aliás, como se depreende do texto da tese, a vivência do principialismo na relação médico-doente dependerá, em última instância, do caráter do profissional, ou seja dependerá da prática da virtude, isto é da consistência moral do profissional de saúde. Dito de outro modo: a condição de possibilidade da valia do principialismo está no caráter dos profissionais de saúde. Quando o principialismo resolve as questões éticas isso deve-se, portanto, em última instância, às virtudes dos profissionais.

Nos cursos de Bioética geral e clínica a preocupação em apresentar os princípios e normas tem deixado na sombra, porque é muito mais exigente e polémico, a formação moral dos estudantes e enquanto não se mostrar claramente que a Bioética, porque ética, é um saber que visa o viver, como já dizia Aristóteles, a Bioética corre risco de ser um mero adorno curricular.

A tese acompanha Pellegrino na elaboração da sua filosofia da medicina que, como não podia deixar de ser, recorrendo ao método fenomenológico e empírico, parte da prática clínica, isto é da relação interpessoal eu-outro, onde tudo começa. Como dizem os fenomenólogos, Pellegrino parte do "mundo da vida" para, através de uma reflexão filosófica, descrever o que constitui esse mundo.

O texto de Jorge Cruz mostra, por um lado, uma profunda compreensão dos textos do autor americano, sabendo captar o fundamental e decisivo, e, por outro, uma enorme capacidade de expor esse pensamento de um modo pessoal, rigoroso e sintético. O número de páginas de exposição é a prova disso.

Esta tese, que responde a todas as perguntas formuladas pelo seu autor na Introdução, tem imensas virtudes. É de sublinhar esta: a importância que dá à filosofia para a formação dos médicos e dos profissionais de saúde em geral. A distinção/separação iniciada no século XVII entre Ciências e Letras é extremamente empobrecedora para as duas áreas. No caso das Faculdades de Medicina, a hipervalorização das componentes científica e tecnológica redundou numa desvalorização imensamente nociva das Humanidades para a formação dos novos profissionais contribuindo largamente, por certo, para a desumanização da atividade profissional.

Um leitor da tese talvez lhe possa fazer este reparo: Jorge Cruz parece não assumir uma atitude crítica perante a obra de Edmund Pellegrino. Será que tenho razão se disser que isso se deve ao facto de ter encontrado em Pellegrino a resposta que procurava para viver, do ponto de vista ético, a relação clínica médico-doente?

Braga, Janeiro de 2012

PROFESSOR DOUTOR JOSÉ HENRIQUE SILVEIRA DE BRITO

Faculdade de Filosofia da Universidade Católica Portuguesa
(Centro Regional de Braga)

ÍNDICE

PREFÁCIO	5
AGRADECIMENTOS	9
SIGLAS	11
INTRODUÇÃO	13
CAPÍTULO I: Edmund D. Pellegrino – Apontamento biográfico	17
CAPÍTULO II: O conceito de filosofia da medicina	25
CAPÍTULO III: Modelos de relação médico-paciente	39
O modelo comercial	41
O modelo contratual	43
O modelo da beneficiência	46
CAPÍTULO IV: Ética das virtudes	53
Bioética e valores	65
De uma ética principalista a uma ética das virtudes	68
O princípio da justiça	70
O princípio do respeito pela autonomia	71
O princípio da beneficiência	73
O paradigma das virtudes	75
CAPÍTULO V: As virtudes no exercício da medicina	77
Fidelidade à promessa	79
Compaixão	84
Prudência	88
Justiça	92

Coragem	97
Moderação	100
Integridade	102
Altruísmo	107

CAPÍTULO VI: O ensino das virtudes nas escolas médicas — 113

CAPÍTULO VII: Medicina e humanidades — 121
O ensino das humanidades nas escolas médicas — 126

CAPÍTULO VIII: A relação médico-paciente na literatura — 133

CONCLUSÃO — 145
BIBLIOGRAFIA — 149

ANEXOS — 163

Entrevista ao Professor Edmund Pellegrino — 165

Comentário à tese de doutoramento — 171

Os direitos de autor deste livro revertem integralmente para o Projeto "Bíblia para Mim" (www.bibliaparamim.net), que visa a distribuição gratuita de Bíblias em unidades de saúde.